論文を正しく読むのはけっこう難しい

診療に活かせる解釈の
キホンとピットフォール

琉球大学大学院医学研究科臨床薬理学・教授
植田 真一郎

医学書院

【著者略歴】
植田真一郎（うえだ しんいちろう）
1985年横浜市立大学医学部卒．同年同附属病院研修医，1987年七沢リハビリテーション病院脳血管センター循環器科医員，1989年横浜市立大学医学部第二内科医員．1991年英国グラスゴー大学内科薬物療法学クリニカルリサーチフェロー，1994年ベルリン自由大学臨床薬理学短期訪問研究員．1996年横浜市立大学医学部内科学第二講座助手，2001年琉球大学医学部臨床薬理学教授．改組により，現在，琉球大学大学院医学研究科臨床薬理学教授，同臨床研究教育管理学教授（併任），琉球大学医学部先端医学研究センター臨床研究総合支援部門長（併任）．医学博士，日本内科学会総合内科専門医，日本臨床薬理学会専門医，日本高血圧学会専門医，日本臨床薬理学会理事，日本高血圧学会評議員，日本循環器学会倫理委員会委員．琉球大学における臨床研究に特化した大学院プログラム，臨床研究インテンシブフェローシップや臨床研究ワークショップなどの開催を通して，現場での診療キャリアを継続しながら研究に取り組みたい医療従事者を支援している．

論文を正しく読むのはけっこう難しい
――診療に活かせる解釈のキホンとピットフォール

発　行　2018年3月15日　第1版第1刷Ⓒ
　　　　2019年6月1日　第1版第3刷

執　筆　植田真一郎

発行者　株式会社 医学書院
　　　　代表取締役　金原　俊
　　　　〒113-8719　東京都文京区本郷1-28-23
　　　　電話　03-3817-5600（社内案内）

印刷・製本　三美印刷

本書の複製権・翻訳権・上映権・譲渡権・貸与権・公衆送信権（送信可能化権を含む）は株式会社医学書院が保有します．

ISBN978-4-260-03587-3

本書を無断で複製する行為（複写，スキャン，デジタルデータ化など）は，「私的使用のための複製」など著作権法上の限られた例外を除き禁じられています．大学，病院，診療所，企業などにおいて，業務上使用する目的（診療，研究活動を含む）で上記の行為を行うことは，その使用範囲が内部的であっても，私的使用には該当せず，違法です．また私的使用に該当する場合であっても，代行業者等の第三者に依頼して上記の行為を行うことは違法となります．

JCOPY〈出版者著作権管理機構 委託出版物〉
本書の無断複製は著作権法上での例外を除き禁じられています．複製される場合は，そのつど事前に，出版者著作権管理機構（電話 03-5244-5088，FAX 03-5244-5089，info@jcopy.or.jp）の許諾を得てください．

序

　診療の現場ではたくさんの疑問が生じますが，答えを出すのはそんなに簡単ではありません．だいたい世の中の何にしても"100% 正しい"，とか"100% の正義"というのはあまりなくて，どちらかというとそういうことを振りかざす人は胡散臭いのですが，とりあえず目の前のことには対応しなければなりません．そこで多くの医療従事者は過去の研究成果から何か解決に向けたヒントを探そうとします．しかしそれが十分に信頼できて，かつ今の問題に使える結果なのかを考察することは容易ではありません．

　本書は「週刊医学界新聞」（医学書院発行）の連載「論文解釈のピットフォール」がもとになっています．当時とは日本の臨床試験を取り巻く状況も変わり，人を対象とする医学系研究に関する倫理指針の改訂，臨床研究法の施行など「被験者の保護」「データの正確さ」や「お金の流れの透明性」に関しては改善されつつあると思います．しかし，臨床研究の本質は，たとえそれが治験のような開発型，シーズに基づいた研究であっても臨床的疑問の解決にあります．どんなに立派に見える「新たな治療法」でも，それを適用するところを間違えたら大変ですね．疑問を研究仮説に落とし込み，信頼性（正確さとは異なります）のある結果を出すこと，結果から正しい結論を導くこと，そしてそれをなるべくなら一般化すること，最後に 1 人ひとりの患者に推奨できる解決方法かどうかを十分に吟味することなどが実現できて，ようやく 1 人の患者における疑問が解決に向かうと思います．これは法律や規制で云々できるものではなく，結局医療従事者や研究者が疑問にどのように対応するかが問

われることになるのです。

　本書では，臨床研究のデザイン，結果の解釈などについてこれらの視点から解説を試みています。基本，寝転んで読めるように書いていますし，数式なども一切出てきません。斎戒沐浴して書いたわけではなく，何となく論文を読んでいて気がついたことを書き散らしてそれをまとめていただいた感じです。

　私が卒業した高校には「われらの信条」というものがあり，その一節に"幾千年にわたる，人類苦心の業績―この高貴なるものに寄せる愛情と尊敬，これを学びとるための勤勉と誠実，これを伝え，これに寄与するための忍耐と勇気とは，われら学徒の本分である"という言葉があります。ランダム化比較試験が開始され，今年で70年ですが，言うまでもなくそのずっと前から医療，医学はさまざまな試行錯誤を重ねてきたと言えます。最新の論文もこの先人の業績があってこそですし，それを正しく学び，常に疑問を持つことをやめず，思考停止せず，安易な解決に逃げないことが大切なのだと思います。話が大きくなりましたが，本書が「医療における疑問を考え続けること」に少しでも役に立てば嬉しいです。

　2018年3月

植田真一郎

目次

第1章 導入 ……1

1 臨床研究の論文を正しく読むことはけっこう難しい ……2
医学研究論文は正しいのか ……2
図の提示の仕方で結果の印象が変わる ……5
臨床研究論文の落とし穴に気づこう ……7

2 アブストラクトと図の斜め読みはあぶない ……9
誰が対象なのか,何で評価しているのか ……9
エビデンスの限界 ……12

第2章 RCTと観察研究 ……17

3 RCTこそ信頼できるエビデンス? ……18
RCTの必要性 ……19

4 観察研究も,RCTも,ある一部分を見ている ……25
RCTと観察研究の結果が異なるとき ……25
なぜRCTと観察研究の結果が異なるのか? ……26
観察研究とRCTの結果が異なる―UKPDSの例 ……27
RCTの弱点 ……29
臨床試験では安全でも…… ……30

5 臨床試験の結果は簡単には患者に適用できない ……37
治療として確立するにはどのような研究が必要か? ……37
RCTと観察研究の位置づけ ……39

第3章 臨床試験の結果を適用する……45

6 臨床試験の患者は，あなたの外来の患者と同じ？……46
- HYVETの結果は一般化できるか？……46
- 研究ごとに異なる患者背景……48
- 患者選択除外基準も論文解釈における注目ポイント……50

7 RCTも観察研究も，臨床における精密なナビゲーターではない……54
- 臨床試験の規模は年々大きくなっている……54
- 何が長期の臨床研究を妨げているのか……55
- 短期間の試験で結果を得るには……56
- 糖尿病薬を心血管イベントから評価する……59
- 低〜中リスク患者に適用できる明瞭な結果を得るのは困難……62

8 「用法・用量」に注意しよう……67
- 薬剤開発の過程で行われる数多くの臨床試験の意義……67
- 薬剤の用法・用量はどこからきているのか……68

第4章 臨床試験のエンドポイントを読む……77

9 「打率や防御率で得点を補正」していないか……78
- エンドポイントは大切なルールである……78
- 「心血管イベント」の多様性と複合エンドポイント……80
- 複合エンドポイントは客観性と重要性が異なる項目で構成されている……81

10 エンドポイントの設定では検出力が重視される……85
- 複合エンドポイントは重要なものでは差がつかない？……86
- 腎臓病のアウトカムでも複合エンドポイントが多い……87
- 薬剤の効果が一貫していない……90

11 複合エンドポイントではより重篤なイベントが見逃されている？……93
- 複合エンドポイントの落とし穴……93
- 重要なイベントの総数を見るべき……94

 目次

　　　　死亡原因は区別が難しい……97

**12　同じエンドポイントでも
　　試験によって診断基準が異なる**……99
　　　　エンドポイントの客観性……99
　　　　治療内容を知っていたらバイアスが発生するかもしれない……101
　　　　二重盲検法なら大丈夫？……102

**13　客観性の低いエンドポイントで
　　治療効果を過大評価する**……105
　　　　割り付けの隠匿で起こり得る問題……105
　　　　不適切な割り付けの隠匿や二重盲検化が行われると……106
　　　　それでも PROBE 法は必要なのか……109

第5章　二重盲検法とオープン試験……111

14　二重盲検法にも弱点はある……112
　　　　Efficacy を厳密に評価する……113
　　　　比較的客観性の低いエンドポイントを
　　　　治療法の二重盲検試験で評価する……114
　　　　Effectiveness 評価の必要性と用いられるデザイン……115

**15　治療方針を比較する研究を
　　治験と同様に評価しても意味がない**……119
　　　　ストレプトマイシン研究におけるバイアスの除去……120
　　　　適切なエンドポイントの評価法……122
　　　　SPRINT における信頼性……124

16　二重盲検化の方法の詳細は案外記載されていない……127
　　　　プラセボ比較試験でも二重盲検が困難な薬剤がある……127
　　　　二重盲検法の詳細は論文に明記する……129
　　　　どのように比較すれば信頼性の高い結果を得られるのか……130

17　上乗せ試験のメリット・デメリット……133
　　　　上乗せ試験における落とし穴……134
　　　　上乗せ試験をプラセボ対照比較試験で行う利点と欠点……135
　　　　プラセボを用いた上乗せ試験でも問題が生じることがある……139

18	非劣性試験は誰のために？……144
	糖尿病薬の治験の限界とロシグリタゾン問題……144
	非劣性試験のロジックと解釈……146
	非劣性試験の正当性……149
	結局誰のための臨床試験か……153

第6章 中間解析と早期終了……155

19	中間解析の「劇的な効果」は過大評価となっていないか……156
	臨床試験を早期終了する理由……156
	早期終了の動機……157
	JUPITERにおける早期終了……159
20	その有意差は「Random high」かもしれない……162
	Rimonabant臨床試験の早期終了……162
	CHARMはなぜ早期終了に至らなかったか……162
	Proof beyond a reasonable doubt……165
21	イベント発生数が少ない早期終了試験は要注意……168
	早期終了試験の結果は過大評価されていないか？……168
	Random highはイベント数が200以下の試験で起きやすい……171
22	早期終了を決定づけたのは一次エンドポイント？……174
	ASCOT-LLAとCARDSの早期終了……174
	二次エンドポイントで早期終了したASCOT-BPLA……177
	SPRINTにおける早期終了……179
23	早期終了では長期の治療による影響，副作用が評価できない……181
	研究の過大評価は誰にどのような不利益をもたらすのか……181
	治療の安全性と有効性は慎重に，長期にわたり検討する……182
24	有益性が過大に，危険性が過小に評価される……185
	EMPHASIS-HFの背景と概要……185
	イベントは十分に発生しているものの……186
	観察期間への疑問……187

25	Intention to treat（ITT）解析の持つ意味 ……191
	何を評価したいのか？……191
	ITT 解析を用いる意味……193

第7章 サブグループ解析 ……197

26	サブグループ解析は 患者への結果の適用をより可能にするか……198
	サブグループ解析の目的は結果の一貫性の証明……199
	サブグループ解析の落とし穴……199
27	サブグループ解析の結果はあくまで探索的なもの……204
	サブグループ解析は本来探索的なもの……204
	サブグループ解析のもう1つの存在意義……205

終章 論文における不適切な記述 ……211

28	結果と結論は必ずしも一致していない ─臨床研究論文における SPIN……212
	臨床試験における SPIN……212
	国内第Ⅲ相試験における SPIN……214
	たとえ有効性は証明されても……216
	重要な結果は「付録」と別の論文に？……219

終わりに……224
索引……225

本文中の［★］は，各項目末尾に解説を付している。

ブックデザイン　加藤愛子（オフィスキントン）

第 1 章

導入

1 臨床研究の論文を正しく読むことはけっこう難しい

「朝食を食べない子どもは学力が低い」あるいは「授業態度が悪い」なんていう記事を目にしたことはないでしょうか。「日経新聞を読んでいると成績がよい」とか，「数学を勉強した人は収入が高い」とか，何でもよいのですが，いかにも前者が後者の原因になっているような新聞記事はけっこう多いものです。荒唐無稽ではなく，適度にもっともらしいというか，そうかもしれないと思う人が出る程度の怪しさなので，受験が近づくと日経新聞を購読するような家庭も出てくるかもしれません。

これらはある意味で事実ですが，この記事は事実を淡々と述べているのではなく，そこに因果関係があると謳っています。しかしよく読むと，このような因果関係は決して証明されていないのです。朝食を食べない子ども，家庭，朝食を作らない親は別の何かを表しているかもしれませんし，日経新聞の購読は単に経済的余裕を示しているだけの可能性もあります。むしろそんなはずはないと疑うほうが，受験そのものにも，そしてその後の人生にもきっと役に立つと思います。

医学研究論文は正しいのか

では，医学研究はもう少し格調が高いのでしょうか？ 製薬企業の宣伝用記事にはこの手のものをよく見かけます。また，「AとBが相関する。したがってAはBの原因と考えられる」なんていう論文は多いで

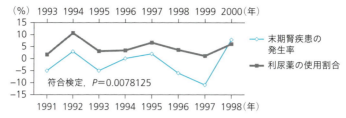

図 1-1　利尿薬使用の増加は末期腎疾患を増加させる？

著者らは利尿薬の使用割合の推移と 2 年後の末期腎疾患発生の推移が並行していることから，利尿薬使用と末期腎疾患の発生には因果関係があるとの仮説を提唱した．

Hawkins RG, Houston MC：Is population-wide diuretic use directly associated with the incidence of end-stage renal disease in the United States? A hypothesis. Am J Hypertens 18：744-749, 2005, Fig. 2 より改変

すが，単なる相関はその因果関係を示唆するものではありません．

■ 一見すると同じような図だけれど……

　騙されやすい図を最初に挙げましょう．図 1-1 は Antihypertensive and Lipid-Lowering Treatment to Prevent Heart Attack Trial（ALLHAT）[★1] という腎不全の発生頻度と利尿薬使用の関連を見た米国の論文から抜粋したものです[1]．著者らの名誉のために断っておきますが，これは一応"仮説"として医学雑誌に掲載されています．

　一見すると，利尿薬の使用割合と末期腎疾患（透析導入や腎移植）の発生率は並行しているように見えます．統計学的にもこれが偶然に起こる確率は 0.8％ に満たないと解析されています．著者らはこの結果から，「利尿薬は末期腎疾患の発生リスクを増やす可能性が高い」と述べています．これは正しいのでしょうか？

■ もっともらしく見える時系列解析

　残念ながら，この推定はおそらく正しくありません．その理由はいくつかあります．まず，この解析が正当なのかどうかを考えてみましょう．この研究の母集団はどこから来ているのでしょうか？　実はこの研究は，同じ集団のなかで利尿薬の使用率と腎機能の推移を見たものでは

ありません。2年ずらすという一見もっともらしい方法をとっていますが，別の集団なのです。そもそも臨床では血清クレアチニンが 2 mg/dL を超えるとサイアザイド系利尿薬が処方されることは少ないので，関連を見ることは困難です。

また，利尿薬の使用割合の推移も，「高血圧でサイアザイド系利尿薬を投与されている患者の頻度」を表しているわけではありません。腎機能が下がればサイアザイド系利尿薬の使用は減り，ループ利尿薬の使用が増加し，最終的に末期腎疾患となれば必要なくなりますから処方されません。最大限譲歩して関連があるとしたら，利尿薬の処方が増えて血圧が下がり，脳卒中や心筋梗塞の発症リスクが下がったため，腎機能が悪化しても生き残る患者が増えたのかもしれません。実際，末期腎疾患の増加は腎不全そのものの増加と並行しないという報告があります[2)]。

結局，「利尿薬を使用する群」と「利尿薬を使用しない群」のどちらかに割り付け，末期腎疾患への進展リスクを評価するランダム化比較試験（Randomized controlled trial：RCT）が必要になります。利尿薬と他の薬剤とを比較した RCT はいくつかありますが，今のところ利尿薬が末期腎疾患を増加させるという報告はありません。ただ，著者らは"仮説"という一見謙虚な態度を見せつつ，自分たちの考えが正しいと読者を思わせるために，複数の臨床研究から"部分的に"引用しているのです。

このような関係がなさそうな 2 つの事象に一見関連があるように見えるグラフを集めた Web サイトがあります[3)]。図 1-2 はその 1 つで，

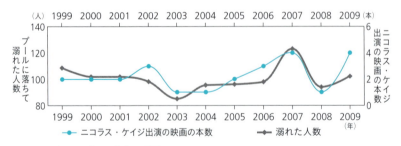

図 1-2　映画とプール事故の関連
http://tylervigen.com/spurious-correlations より改変

「プールに落ちて溺れた人数」と「ニコラス・ケイジが出演した映画の本数」が相関する,というものです.

図の提示の仕方で結果の印象が変わる

図 1-3 は図 1-1 と同じく ALLHAT のデータの一部を引用したものです[1]．ALLHAT は臓器障害がかなり進行した高血圧患者を利尿薬群（クロルタリドン），アンジオテンシン変換酵素（angiotensin-converting-enzyme：ACE）阻害薬群（リシノプリル），Ca 拮抗薬群（アムロジピン）に割り付け，予後を比較したものです．この図を見る限り，クロルタリドンという利尿薬はアムロジピンと比較して腎機能を低下させるのではないかと思いませんか？

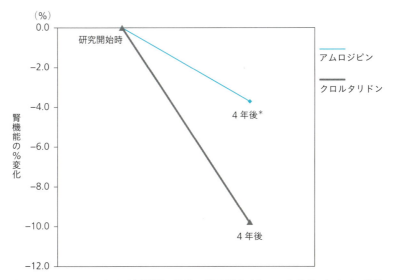

図 1-3 ALLHAT における腎機能の推移―利尿薬群（クロルタリドン）と Ca 拮抗薬群（アムロジピン）の比較

ALLHAT での研究開始時から 4 年後の腎機能の % 変化．−12% を最小値とした縦軸に注意．
*$P<0.05$（クロルタリドンとの比較）

Hawkins RG, Houston MC：Is population-wide diuretic use directly associated with the incidence of end-stage renal disease in the United States? A hypothesis. Am J Hypertens 18：744-749, 2005, Fig. 6 より改変

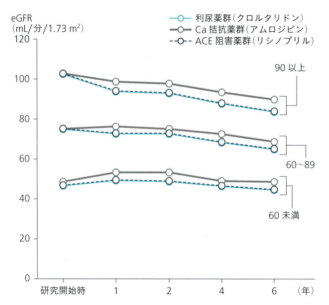

図 1-4 ALLHAT における腎機能の推移—3 群の比較

ALLHAT での研究開始時からの腎機能の絶対値。開始時の腎機能別に 3 群に分けて表示されている。縦軸は推定 GFR 値で最小値は 0。

Rahman M, et al：Renal outcomes in high-risk hypertensive patients treated with an angiotensin-converting enzyme inhibitor or a calcium channel blocker vs a diuretic：a report from the Antihypertensive and Lipid-Lowering Treatment to Prevent Heart Attack Trial（ALLHAT）. Arch Intern Med 165：936-946, 2005, Table 4 をもとに筆者作成

　では，図 1-4 を見てください[4]。同じ ALLHAT で腎機能の推移を見たものです。腎機能は一時的に利尿薬群と ACE 阻害薬群で落ちますが，その後はだいたい一定ですね。最終的なアウトカムで腎不全が増加しているという結果も出ていません。しかも，腎機能の悪化を遷延させることが証明されている ACE 阻害薬とあまり差がないのです。

　ところが，これを図 1-3 のように抜き出すと，クロルタリドンは何だか腎臓に悪いように見えます。これは x 軸を短くし，y 軸を伸ばすという古典的な誇張の方法です。気持ちはわかりますが，やるべきではないし，読む側も惑わされないように注意が必要です。本来 x 軸は図 1-4 のように実際の値を表現できるように設定すべきで，図 1-3 のような

誇張のための短縮はおかしいのです。

臨床研究論文の落とし穴に気づこう

　目の前の患者について困ったとき，私たちは何をするでしょうか？ 専門医に尋ねる，願わくは適切に作成された診療ガイドラインを読む，臨床試験の結果をまとめた二次資料を読む，問題点について研究した臨床研究論文を読む，などでしょう。「エビデンスレベル」なんて言葉を知っている人は「メタ解析」や「システマティックレビュー」を読むと答えるかもしれません。これらはすべて正しいのですが，実はすべてに落とし穴があります。

　その領域に精通した専門医は，自分で論文を読み，それを自身の経験やその患者の病態のみならず価値観までを考慮に入れて検討した結果を教えてくれるかもしれません。いわばひとりシステマティック（あるいはナラティブ）レビューの結果ですが，これは，辞書を引き引きメタ解析を読んでわかったつもりになるより，患者にとってもはるかに有益と言えます。しかし，その専門医が論文を正しく読んでいるかどうかわかりませんし，専門医の価値観，経験，あるいは健康状態までその内容に影響するかもしれません。第一，それはあなたの患者に使えるかどうかわかりません。二次資料は短くてわかりやすいですが，省かれた部分に大切なメッセージが隠れているかもしれません。

　診療ガイドラインも，自分の患者に当てはめてよいのか，自信がないときもあるでしょう。そもそも適切な方法に則って診療ガイドラインが作成されているかどうか，まずは評価しなければなりませんね。ガイドラインとは名ばかりで，単なるナラティブレビューでしかないものも見受けられます。

　このように，臨床研究の論文，主として観察研究やRCTの論文を読む際には落とし穴がたくさんあります。次項からは，臨床研究論文に潜むさまざまな落とし穴について，実例を挙げながら考察していきます。

文献

1) Hawkins RG, Houston MC：Is population-wide diuretic use directly associated with the incidence of end-stage renal disease in the United States? A hypothesis. Am J Hypertens 18：744-749, 2005 ［PMID：15925729］
2) Hsu CY, et al：The incidence of end-stage renal disease is increasing faster than the prevalence of chronic renal insufficiency. Ann Intern Med 141：95-101, 2004 ［PMID：15262664］
3) tylervigen.com. http://tylervigen.com/spurious-correlations（2017年11月1日閲覧）
4) Rahman M, et al：Renal outcomes in high-risk hypertensive patients treated with an angiotensin-converting enzyme inhibitor or a calcium channel blocker vs a diuretic：a report from the Antihypertensive and Lipid-Lowering Treatment to Prevent Heart Attack Trial（ALLHAT）. Arch Intern Med 165：936-946, 2005 ［PMID：15851647］

★1 Antihypertensive and Lipid-Lowering Treatment to Prevent Heart Attack Trial（ALLHAT）
【対象】33,357例。55歳以上，1つ以上の冠動脈疾患（CHD）のリスク因子を有するステージ1または2の高血圧症患者。【デザイン】無作為割り付け，二重盲検（2段階以降はオープンラベル），多国籍・多施設，intention-to-treat解析。【介入】クロルタリドン12.5～25 mg/日（15,255例），アムロジピン2.5～10 mg/日（9,048例），リシノプリル10～40 mg/日（9,054例）の3群に割り付け。【アウトカム】一次：致死性CHDまたは非致死性心筋梗塞。二次：総死亡，脳卒中，複合CHD（一次エンドポイント，血行再建術，入院を要する狭心症），複合心血管疾患（CVD）（CHD，脳卒中，入院を要さない狭心症，心不全，末梢血管疾患），がん，左室肥大，末期腎疾患，クレアチニン。【結果】一次：治療群間に有意差は認められなかった。二次：心不全の6年発症率は，クロルタリドン群と比較しアムロジピン群が有意に高かった。リシノプリル群とクロルタリドン群では，前者が複合CVD，脳卒中，心不全の発症率が有意に高かった。

2 アブストラクトと図の斜め読みはあぶない

　新しい臨床研究論文が出たら，全部きちんと読んでいますか？　最近はいくつかの試験結果をまとめた二次資料も多く，すべてを読まない人は多いかもしれません。かくいう私もタイトルを見て面白そうならサマリーを読む，という程度です。

　しかし，あなたの処方を変えるかもしれないような論文は（そんなに多くはありませんが），きちんと読むことをお勧めします。二次資料が悪いわけではありませんが，誰が作成した二次資料なのか，よく確認しましょう。

誰が対象なのか，何で評価しているのか

■ 結果は同じ？　WOSCOPS と MEGA study

　まず，宣伝パンフレットには気をつけましょう。図 2-1 はカプランマイヤー曲線と呼ばれるもので，臨床試験論文でよく見かけます。図 2-1a はスコットランドで行われた West of Scotland Coronary Prevention Study（WOSCOPS）[★1] で，プラバスタチン（脂質異常症で使用されるスタチン系薬剤の 1 つで，日本人により開発された）とプラセボを比較したものです[1]。

　一方，図 2-1b は，日本で行われた Management of elevated cholesterol in the primary prevention group of adult Japanese study（MEGA study）[★2] で，脂

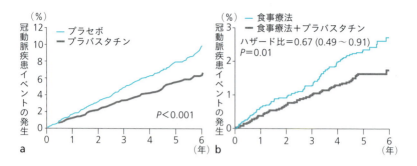

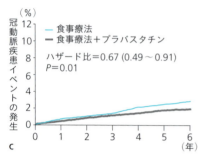

図 2-1 冠動脈疾患のカプランマイヤー曲線—WOSCOPS（a）と MEGA study（b, c）の結果

a，b ともにプラバスタチンの一次予防試験である WOSCOPS と MEGA study の最も重要な図（冠動脈疾患の発生）を並べたものである。これを見ると，両者は同じ結果に思える。c は b と同じグラフだが，a と y 軸を揃えてある。こうするとまったく異なる結果であることがわかる。

Shepherd J, et al：Prevention of coronary heart disease with pravastatin in men with hypercholesterolemia. West of Scotland Coronary Prevention Study Group. N Engl J Med 333：1301-1307, 1995, Fig. 2， Nakamura H, et al：MEGA Study Group：Primary prevention of cardiovascular disease with pravastatin in Japan（MEGA Study）：a prospective randomized controlled trial. Lancet 368：1155-1163, 2006, Fig. 3 をもとに筆者作成

質異常症の患者を対象にプラバスタチンと食事療法を比較したものです[2]。まったく同じではないにしろ，この 2 つのグラフは似ていますね。もし研究のサマリーだけ読んで済ませたいとしたら，どちらにも「プラバスタチンは脂質異常症患者の冠動脈疾患イベントを 30% 程度有意に抑制する」と書かれています。

　ところがこの 2 つのグラフは，いろいろな意味でまったく異なるグラフなのです。Evidence based medicine（EBM）の教科書などでは自身の臨床的疑問を定式化する方法として，まず PECO（Patient, Exposure, Comparison, Outcome）あるいは PICO（Patient, Intervention, Comparison, Outcome）のかたちにすることが勧められているようです。これは研究を行うときには誤解を招く部

分があるのでお勧めしませんが,論文を読むときには便利かもしれません。

ただ,PICO や PECO に落とし込む前に,まず患者がどう定義され(P),どのようなアウトカム(O)で評価されているかを読み取り,そのうえで P と O との間に存在する変数(variables)のなかで何が比較に使われているか(これが IC または EC)というように読んだほうがよいと思います。論文が自分の臨床的疑問に答えられるかどうかを判断するためにも,まず P と O を素早く読み取る,そしてその定義された集団 P をどのような変数で比較しているかを読み取ることが必要です。

■ PECO から読み解く WOSCOPS と MEGA study の研究の違い

2つの研究の PECO を簡単に表 2-1 にしてみました。ずいぶん異なる点があります。先ほどの図 2-1 のグラフの縦軸を見てください。a は 12% まで書かれていますが,b は 3% までです。b の縦軸を a とそろえるとわかるのですが(図 2-1c),そもそも全体の「冠動脈疾患イベント」の発生率,つまり P が異なるのです。それぞれの研究では集団としての冠動脈疾患リスクが全然違う,ということになりますね。

また,「冠動脈疾患イベント」の定義,すなわち O も異なります。WOSCOPS のエンドポイントは非致死性心筋梗塞および冠動脈疾患による死亡ですが,MEGA study では心筋梗塞のほかに狭心症や経皮的冠動脈インターベンション,冠動脈バイパス術などが含まれています。した

表 2-1 WOSCOPS と MEGA study の PECO を比較

	WOSCOPS	MEGA study
Patient	高コレステロール血症(270 mg/dL)のスコットランドの中年男性	40〜70 歳の高コレステロール血症(242 mg/dL)の日本の男性および閉経後女性
Exposure	プラバスタチン 40 mg/日	プラバスタチン 10 mg/日
Comparison	プラセボ	食事療法のみ
Outcome	非致死性心筋梗塞,冠動脈疾患死	心筋梗塞,心臓突然死,狭心症,経皮的冠動脈インターベンション,冠動脈バイパス術

がって，MEGA studyのカプランマイヤー曲線を心筋梗塞発生だけで描いた場合，横軸をWOSCOPSと揃えると見えなくなってしまうかもしれません。

　EとCについても，WOSCOPSはプラセボとプラバスタチンを二重盲検で比較した試験ですが，MEGA studyは「食事療法」と「食事療法＋プラバスタチン」という治療方針を比較したものです。さらに，プラバスタチンの用量も違います。当然MEGA studyでは，主治医にも患者にもどちらの治療群に属しているか，わかるようになっています。ですから評価の方法がまったく異なるわけです。

　以上は，結論だけさっと見ると同じような研究でも，その結果の意味するところはまったく異なる場合がある，という例です。ですから，PECO，つまり対象となる患者の定義や診断基準，評価したアウトカムとその診断基準，変数としての試験治療と対照治療の詳細，二重盲検かそうでないか（どのような方法論で比較したか），評価するアウトカムが実際にどのくらい発生したのか（アウトカムの詳細）など，よく読まなければ混乱します。

　最近は，そもそもクリニカルクエスチョンというよりもむしろ試験を成立させるためにアウトカムとしてのイベント（例：心血管イベント）が多く発生する集団を設定したり，「複合エンドポイント」と言ってさまざまなアウトカムを混ぜて評価したりする臨床試験が多く，読み手を混乱させる因子はますます増えています。

エビデンスの限界

　臨床研究論文を読むとき，デザインを中心にした信頼性には重点が置かれますが，どんなに「信頼性」があっても，結果と結論の一致，目の前の患者に使えるかどうか，その治療が推奨できるかを判断するには，また別の視点が必要です。

■ 統計学的に"有意"だけれど……

図2-2は、クロピドグレルという抗血小板薬をアスピリンと比較したClopidogrel versus Aspirin in Patients at Risk of Ischaemic Events（CAPRIE）[★3]の結果を示したものです[3]。クロピドグレル群で5.32%、アスピリン群で5.83%の心血管イベント（心筋梗塞、脳卒中、心血管死亡）が発生し、クロピドグレルはアスピリンと比較して"有意に"（$P=0.043$）リスクを減少させたと報告されています。

しかし、もしこの研究が各治療群1,000人を対象に実施されていたら、心血管イベントはそれぞれ53人と58人となり、ひと目では差がありませんね。この研究での有意差は、対象が1万9,000人超であればこそ生じたわけです。もちろんこの結果は、もともと差がないのにたくさん集めたから生じたものではなく、わずかな差を検出できる対象患者数を研究デザインの段階で設定してあったということなのです。

もう1つ、最近の研究の例を挙げましょう。図2-3は急性冠症候群患者を対象にシンバスタチン投与群（シンバスタチン単独群）とシンバス

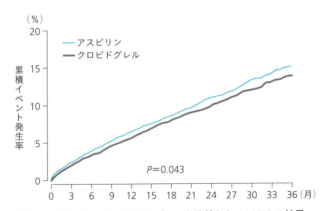

図2-2 アスピリンとクロピドグレルを比較したCAPRIEの結果

アスピリン群とクロピドグレル群の脳梗塞、心筋梗塞、心血管死亡リスクを比較した。カプランマイヤー曲線では一見差がないように見えるが、有意差がある。

CAPRIE Steering Committee : A randomised, blinded, trial of clopidogrel versus aspirin in patients at risk of ischaemic events（CAPRIE）. CAPRIE Steering Committee. Lancet 348 : 1329-1339, 1996, Fig. 3 より改変

タチンにエゼチミブを追加した群（エゼチミブ併用群）を比較したランダム化比較試験（Randomized controlled trial：RCT），Improved Reduction of Outcomes：Vytorin Efficacy International Trial（IMPROVE-IT）[★4]の結果です[4]。シンバスタチン単独群と比較して，エゼチミブ併用群では心血管イベントを統計学的には"有意に"減少させています。

　この結果は New England Journal of Medicine の Editorial でも取り上げられ，「Low density lipoprotein（LDL）コレステロールは低いほどよいことが証明された！」と話題になりました。しかし，これも先述した CAPRIE と同じように約2万人を対象とし，さらに心血管イベント発症は冠動脈血行再建も含めて30%以上と3人に1人がイベント発症という集団であり，6.4%の減少が有意差となりました。

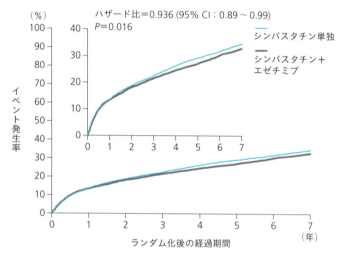

図2-3　シンバスタチン＋プラセボとシンバスタチン＋エゼチミブを比較した IMPROVE-IT の結果

「シンバスタチン＋プラセボ群」と「シンバスタチン＋エゼチミブ群」の心血管イベント（心血管死亡，非致死性心筋梗塞，入院を要する不安定狭心症，冠動脈血行再建，非致死性脳卒中）を比較したもの。カプランマイヤー曲線では一見差がないように見えるが，有意差がある。

Cannon CP, et al；IMPROVE-IT Investigators：The IMPROVE-IT Investigators. Ezetimibe added to statin therapy after acute coronary syndromes. N Engl J Med 372：2387-2397, 2015, Fig. 1 より改変

■ その治療効率の良し悪しを客観的に判断する指標はない

では,「これらの差は医療として価値があるのか?」「その治療を推奨できるのか?」という問いには明確な根拠を持って答えることができません。EBM の教科書を見ると,Number needed to treat(NNT)という指標が記載されています。

CAPRIE の場合,絶対リスクの差（引き算のリスクの差）は 0.51% ですから,約 200 人（これが NNT）をアスピリンからクロピドグレルに変更すると,1 人の心血管イベントを抑制できることになります。一方,IMPROVE-IT では,この NNT はもっと少ないけれど（約 50 人）プラセボ対照であるし,主要複合評価項目の半数以上は冠動脈血行再建です。ただ,この効率が良いか悪いかを客観的に判断する指標はないのです。

薬剤の価格,目の前の患者にこの試験結果を適用してもよいかどうかの判断,より長期の安全性,他の治療との関連,薬理遺伝学的な情報,患者の価値観などを考慮したうえで（その時点で得られない情報もある),その治療の価値を判断するのは結局主治医になってしまうのです。そのあたりの臨床現場での葛藤についてもこれから述べていきたいと思います。

文献

1) Shepherd J, et al：Prevention of coronary heart disease with pravastatin in men with hypercholesterolemia. West of Scotland Coronary Prevention Study Group. N Engl J Med 333：1301-1307, 1995 ［PMID：7566020］
2) Nakamura H, et al；MEGA Study Group：Primary prevention of cardiovascular disease with pravastatin in Japan（MEGA Study）：a prospective randomized controlled trial. Lancet 368：1155-1163, 2006 ［PMID：17011942］
3) CAPRIE Steering Committee：A randomised, blinded, trial of clopidogrel versus aspirin in patients at risk of ischaemic events（CAPRIE）. CAPRIE Steering Committee. Lancet 348：1329-1339, 1996 ［PMID：8918275］
4) Cannon CP, et al；IMPROVE-IT Investigators：Ezetimibe added to statin therapy after acute coronary syndromes. N Engl J Med 372：2387-2397, 2015 ［PMID：26039521］

★ 1　West of Scotland Coronary Prevention Study（WOSCOPS）
【対象】6,595 例。45〜64 歳，中等度の高コレステロール血症患者（平均総コレステロール値 272 mg/dL）。【デザイン】無作為割り付け，プラセボ対照，二重盲検，intention-to-treat 解析。【介入】プラバスタチン 40 mg/日（3,302 例），プラセボ（3,293 例）に割り付け。【アウトカム】一次：冠動脈疾患（CHD）死と非致死性心筋梗塞（MI）の複合。二次：CHD 死と非致死性 MI それぞれの評価。【結果】一次：プラバスタチン群はプラセボ群に比較し発症率が 31% 減少した（有意差あり）。二次：非致死性 MI は −31%，CHD 死は −28%。総死亡率は 22% の低下（有意差なし）。

★ 2　Management of elevated cholesterol in the primary prevention group of adult Japanese study（MEGA study）
【対象】7,832 例。40〜70 歳の男性，閉経後〜70 歳の女性。体重≧40 kg，総コレステロール値 220〜270 mg/dL。【デザイン】PROBE 法，多施設，intention-to-treat 解析。【介入】食事療法単独（3,966 例），食事療法＋プラバスタチン（10〜20 mg/日）併用（3,866 例）の 2 群に割り付け。【アウトカム】一次：主要な複合冠動脈疾患（致死性・非致死性心筋梗塞，狭心症，心臓突然死，冠動脈血行再建，経皮的冠動脈インターベンション）。【結果】プラバスタチン併用によって複合冠動脈疾患が 33% 減少した。

★ 3　Clopidogrel versus Aspirin in Patients at Risk of Ischaemic Events（CAPRIE）
【対象】19,185 例。動脈硬化性疾患患者。【デザイン】無作為，盲検比較，多施設，intention-to-treat 解析。【介入】クロピドグレル 75 mg/日（9,599 例）とアスピリン 325 mg/日（9,586 例）の 2 群に割り付け。【アウトカム】脳梗塞，心筋梗塞（MI），心血管死亡。【結果】脳梗塞，MI，心血管死亡の発生リスクは，クロピドグレル群 5.32%，アスピリン群 5.83% で，クロピドグレル群の相対リスクは 8.7% と有意に低下（$P=0.043$）。On-treatment 解析によると相対リスクの低下率は 9.4% であった。安全性に関しては両群間に大きな差はなく，クロピドグレルは少なくとも中用量のアスピリンと同等。

★ 4　Improved Reduction of Outcomes：Vytorin Efficacy International Trial（IMPROVE-IT）
【対象】18,144 例。50 歳以上，急性冠症候群［心電図上の ST 上昇型・非上昇型急性心筋梗塞（MI），高リスクの不安定狭心症］による入院後 10 日以内，発症後 24 時間以内の LDL コレステロール値が 50〜125 mg/dL（非治療下），または 50〜100 mg/dL（長期治療下）の患者。【デザイン】無作為割り付け，二重盲検，多施設，intention-to-treat 解析。【介入】標準治療（薬物治療，インターベンション）を施行後に，シンバスタチン（40 mg/日）＋エゼチミブ（10 mg/日）（9,067 例），シンバスタチン（40 mg/日）＋プラセボ（9,077 例）の 2 群に割り付け。【アウトカム】一次：心血管死亡，主要心血管イベント（非致死性 MI，入院を要する不安定狭心症，ランダム化後≧30 日の冠動脈血行再建），非致死性脳卒中の複合エンドポイント。二次：総死亡＋主要冠イベント＋非致死性脳卒中，冠動脈疾患死＋非致死性 MI＋30 日より後の緊急の血行再建，心血管死亡＋非致死性 MI＋狭心症による入院＋30 日より後の全血行再建＋非致死性脳卒中。【結果】1 年後の LDL コレステロール値：53.2 mg/dL，69.9 mg/dL（$P<0.001$）。試験期間中の時間で重み付けした平均 LDL コレステロール（中央値）：53.7 mg/dL，69.5 mg/dL（$P<0.001$）。一次：7 年後の発生率は，前者が有意に低かった（$P=0.016$）。

第 2 章

RCTと観察研究

3 RCTこそ信頼できるエビデンス？

　エビデンスレベルという言葉があります。おそらく多くの読者は図3-1をどこかで見たことがあるのではないでしょうか？　この図は「エビデンスのピラミッド」と呼ばれ，臨床研究の結果の信頼性の高さ，あるいはエビデンスのグレードを表していると言われます。最上位にランダム化比較試験（Randomized controlled trial：RCT）があり，以下，コホート研究，症例対照研究といった観察研究が続きます。

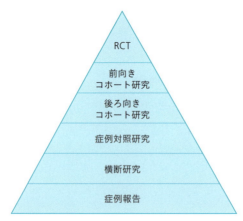

図3-1　エビデンスのピラミッド？
臨床研究の結果の信頼性についてこのようなピラミッドとして表現されることがある。本来はそれぞれに強い点，弱い点があり，役割も異なるが，確かにこのような図になってしまう部分もある。

これを見ると，RCT こそ信頼できるエビデンスを提供するもので，観察研究からのエビデンスはそれよりちょっと信頼性が落ちる，ということになりますね。それはある部分では確かに正しいのですが，決して研究デザイン間に優劣があることを意味するものではありません。

　例えば，薬剤の有効性や安全性を厳密に評価しようとしたとき，観察研究のみでの実施には無理があります。一方，血糖値と大血管障害の関連について知るためには，最初は観察研究を行うことが必須です。つまりそれぞれの研究デザインにはそれぞれの役割があり，最適な研究デザインは研究の目的によって決まります。ですから，目的にそぐわない研究デザインの採用が問題になるのです。

　本項ではそれぞれのデザインが意味するもの，そのデザインによって何がわかるのか，わからないのかをお話しします。

RCT の必要性

■ RCT は異なる因子を補正する解決法の１つ

　例えば，高血圧患者のコホート研究で予後を観察していくとしましょう。このコホート研究で「サイアザイド系利尿薬を使っている人には糖尿病の発症が多いのではないか？」という疑問を解決したいとします。しかし日本では，多くの利尿薬とアンジオテンシンⅡ受容体拮抗薬の合剤が市販された現在もサイアザイド系利尿薬の処方は少なく，積極的に投与する医師はそれほど多くはありません。ですから，利尿薬を服用している患者はおそらくさまざまな特徴を持っていると考えられます。

　例を挙げると，血圧のコントロールがうまくいかず，やむを得ず普段あまり使用することのない利尿薬を処方した可能性は大いにあります。そうすると，その患者は利尿薬を服用していること以外に「血圧のコントロールが悪い患者」「何らかの臓器合併症がすでに進行している患者」である可能性を持ちます。したがって，たとえ利尿薬服用群で糖尿病発症の頻度が高いとしても，それは「もともと血圧のコントロールが悪い患者」と「糖尿病」との関連を示しているのかもしれません。つまり利

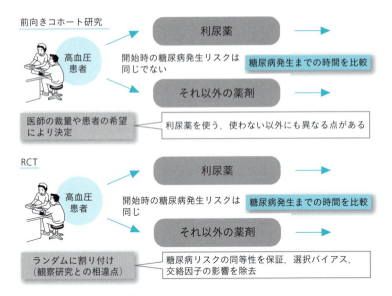

図 3-2　前向きコホート研究と RCT

尿薬服用患者と非服用患者は，薬剤以外にもさまざまな面で異なるので，予後を比較するのであれば，こういった因子を補正する必要があります。その解決法の 1 つが RCT という研究手法なのです（図 3-2）。

ランダム（強制的）に利尿薬服用，非服用に割り付ければこのような問題は少なくなります。実際，筆者が研究代表者を務めた Diuretics in the management of essential hypertension（DIME）study では，（我田引水で恐縮ですが）高血圧患者をランダムに「サイアザイド系利尿薬使用群」と「非使用群」に割り付け，糖尿病発症を比較しました。もし医師の裁量で利尿薬を処方された群をそのまま比較すると，先述したような理由で，糖尿病が多いという結果や血圧が高いという結果，合併症が多いという結果などが出るかもしれません。

図 3-3 は，ある観察研究（前向きコホート研究）で「観察期間中に糖尿病を発症した群」「もともと糖尿病であった群」「観察期間中に糖尿病を発症しなかった群」における各降圧薬の使用頻度を比較したものです[1]。

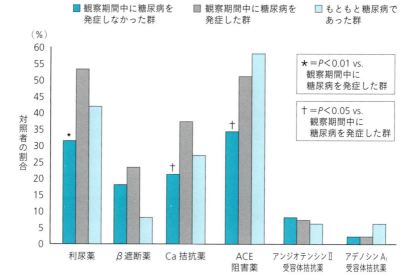

図3-3 非糖尿病患者，糖尿病新規発症患者，糖尿病患者での各降圧薬の使用頻度

観察期間中に糖尿病を発症した患者では利尿薬の頻度が高い，したがって利尿薬が糖尿病発症の犯人かもしれないと解釈している（Ca拮抗薬やACE阻害薬も多いが，補正により関係ないとしている）。しかし処方された背景が解析に加味されているわけではないため，結果と原因の取り違えの可能性は高いと考えられる。

Verdecchia P, et al：Adverse prognostic significance of new diabetes in treated hypertensive subjects. Hypertension 43：963-969, 2004, Fig. 1 より改変

利尿薬の使用頻度が「観察期間中に糖尿病を発症した群」で高く，著者らはその結果をもとに「利尿薬は糖尿病発症のリスクを高める」と述べています。通常，観察研究では欠点を克服するために，統計学的な補正が行われたり，傾向スコア（薬剤投与に関連する要因が同程度の服用者，非服用者のペアをつくって比較する）が用いられたりします。本研究でもそのような補正がなされていますが，いかに統計学的に正しい補正を用いても，その補正はあくまでその変数と予後との関連を「推定」して行うものであり，そもそも測定できないものは補正に用いることはできません。糖尿病発症にかかわる因子は多く，この研究でもすべてが適切に補正され，比較した集団の利尿薬を除く糖尿病のなりやすさが同じとは言えないのです。したがって，本研究の結果から「利尿薬が糖尿病発症の

リスクを高める」とは言いがたいのです。

■ 不適切なデザインの例

もう1つ例を挙げます。表3-1は北欧で行われた前向きコホート研究の結果です[2]。本研究ではスウェーデンのウプサラで1920〜1924年に生まれた男性を対象に，50歳と60歳の時点で検診を実施，10年間の血圧や脂質，血糖の変化とその後17年間における心筋梗塞発症との関連を解析しました。ただし，被験者を60歳の時点で降圧薬治療を受けている群と受けていない群（結果として両群とも正常血圧者）に分けています。表3-1がすこしわかりにくいのですが，要するに50〜60歳にかけて血糖値が標準偏差値と同程度上昇すると，心筋梗塞リスクは1.37倍になるとしています。しかも，この間の降圧薬がβ遮断薬と利尿薬であることから，この2剤は血糖値を上げて心筋梗塞リスクを増やすと述べられています。

本研究は同じ地域に住む同年代の被験者を登録し，非常に長期間観察した優れたコホート研究ですが，この結論は明らかに誤りです。著者らは被験者をまず2群に分けましたが，一群は「高血圧で薬物治療を受けている患者」で，もう一群は「正常血圧群」です。

著者らの最大の過ちは，高血圧患者の糖尿病リスクが正常血圧者と比較して高いことを考慮していないことです。本研究の結果からは，「治療していないと血糖値が上がらず，心筋梗塞の予測因子とならない」と読めますが，後者の群は高血圧ではないから治療していないわけで，血糖の上昇と心筋梗塞の関連は高血圧そのものと心筋梗塞の関連かもしれません。「2　アブストラクトと図の斜め読みはあぶない」で，PECO (Patient, Exposure, Comparison, Outcome) よりもまずPとOとお話ししましたが，この例でもそれが言えますね（11頁）。ある因子（ここでは利尿薬やβ遮断薬）に曝露された群とされていない群は同じ集団ではなく，それぞれ異なる集団からの抽出ですので比較すること自体がそもそも困難なのです。

さらに著者らは，血糖値の上昇を「治療薬によるもの」と結論づけて

表 3-1 50〜60 歳のリスク因子の変化と心筋梗塞リスク

リスク因子	降圧薬使用群（高血圧群）		降圧薬非使用群（正常血圧群）	
	ハザード比（95%CI）	P 値	ハザード比（95%CI）	P 値
血糖値の変化	1.37（1.16〜1.59）	0.0004	1.14（0.98〜1.32）	0.10
血糖値（50 歳）	1.04（0.83〜1.28）	0.72	1.16（1.01〜1.31）	0.03
BMI の変化	0.88（0.69〜1.11）	0.29	0.98（0.84〜1.14）	0.78
BMI	1.11（0.88〜1.46）	0.36	1.10（1.02〜1.38）	0.02
収縮期血圧の変化	0.96（0.75〜1.22）	0.74	1.25（1.07〜1.46）	0.006
収縮期血圧（50 歳）	0.99（0.75〜1.30）	0.98	1.27（1.06〜1.50）	0.01
拡張期血圧の変化	0.85（0.61〜1.17）	0.32	1.01（0.84〜1.21）	0.92
拡張期血圧（50 歳）	0.92（0.63〜1.34）	0.67	1.26（1.03〜1.54）	0.02

血糖値が標準偏差と同程度上昇すると，心筋梗塞のリスクが降圧薬使用群では 37% 増加，降圧薬非使用群では 14% 増加するが有意な増加でないとしている．しかし不思議なことに，収縮期血圧の変化による心筋梗塞のリスクの低下はない（ハザード比=0.99），となっている．

Dunder K, et al：Increase in blood glucose concentration during antihypertensive treatment as a predictor of myocardial infarction：population based cohort study. BMJ 326：681-683, 2003, Table 2 より改変

います．これも対照群が適切ではない，というより，比較してもよい対照群がありません．この表 3-1 からは，血圧を下げても心筋梗塞のリスクには影響がないと読み取れます．これは明らかにおかしいですね．同じ前向きコホート研究でも，1987〜1989 年に米国の 1 万 5,792 人を登録して開始されたアテローム性動脈硬化症に関する Atherosclerosis Risk in Communities（ARIC）study [★1] では，治療していない高血圧を対照としていて，「サイアザイド系利尿薬は糖尿病リスクを増やさない」と報告されています[3]．

このように，利尿薬に関する観察研究では，どうしても利尿薬使用群と非使用群の間に利尿薬以外にもいろいろな違いがありそうです．そしてその違いが，例えば糖尿病発症リスクに影響するかもしれません．RCT では利尿薬の使用，非使用を無理やり割り付けるので，それ以外には群間の差がないことになります．ここが RCT が必要とされる，そして例のピラミッドで上位にある理由です．

文献

1) Verdecchia P, et al：Adverse prognostic significance of new diabetes in treated hypertensive subjects. Hypertension 43：963-969, 2004 ［PMID：15037557］
2) Dunder K, et al：Increase in blood glucose concentration during antihypertensive treatment as a predictor of myocardial infarction：population based cohort study. BMJ 326：681-683, 2003 ［PMID：12663403］
3) Gress TW, et al：Hypertension and antihypertensive therapy as risk factors for type 2 diabetes mellitus. Atherosclerosis Risk in Communities Study. N Engl J Med 342：905-912, 2000 ［PMID：10738048］

★1 Atherosclerosis Risk in Communities (ARIC) study
【対象】12,550 例，45〜64 歳。研究に登録された 15,792 例のうち糖尿病に罹患していない者。【デザイン】前向きコホート研究（3 つのコホート研究から成る），多施設。【アウトカム】登録から 3 年後，6 年後の 2 型糖尿病の有無。【結果】サイアザイド系利尿薬服用者の糖尿病発症は，降圧治療を受けていない高血圧の被験者と比較しさほど高くなかった。アンジオテンシン変換酵素阻害薬とカルシウムチャネル拮抗薬も同様の結果であった。β遮断薬を投与されている患者では非投与者に比べ糖尿病の発症リスクが 28％ 高かった。

4 観察研究も,RCTも,ある一部分を見ている

RCTと観察研究の結果が異なるとき

　ところで,観察研究とランダム化比較試験(Randomized controlled trial:RCT)の結果は一致するのでしょうか？　過去の研究のなかに,いくつか同じ治療介入について両者を比較した報告があり,研究結果はおおむね一致するようです。

　しかし,時にまったく違う結論を出してしまうことがあります。その典型的な例が閉経後女性のホルモン補充療法(Hormone Replacement Therapy:HRT)に関する研究だと思います。閉経前女性には心筋梗塞が少ないこと,卵巣を摘出した女性では心筋梗塞が起こる頻度が高いこと,脂質への影響,実験動物における動脈硬化褪縮効果などからエストロゲン仮説という説が生まれ,1970年代に男性に高用量のエストロゲンを投与して心筋梗塞リスクを評価するというRCTが実施されました。

　この研究では「エストロゲンを投与すると心筋梗塞リスクが増える」という結果が出されたのですが,その後1990年代のいくつものコホート研究のメタ解析,および看護師を対象に16年にわたって観察を行った大規模コホート研究であるNurses' Health Studyの結果からは,HRTは心筋梗塞リスクを下げると報告されました。しかし,その後実施されたWomen's Health Initiative(WHI)[★1]のような大規模RCTでは,逆に

「HRTは心筋梗塞リスクを増やす」という結果が出されたのです[1]。この結果の違いの原因は何でしょうか？

なぜRCTと観察研究の結果が異なるのか？

■ 対象者の社会的背景

　ランダム化されていないことの弱点から考えてみましょう。まず考えつくのは社会的な背景の違いです。実際，コホート研究でHRTを受けていた女性は高卒以上の学歴を持つ者が多い，白人が多い，既婚者が多いなどの報告があり，これらは健康に関する意識の違いなどで心筋梗塞リスクに影響する可能性があります。社会経済的な背景の補正を行うと，結果はよりRCTに近づくという報告もあります。

　また，HRTを受けている女性は他の薬剤に関してもその意味を理解し，きちんと服用する，すなわちアドヒアランスがよい可能性があります。興味深いことに，これまでのいくつかの冠動脈疾患臨床試験では，プラセボ群でもアドヒアランスのよい患者の予後がよいことが報告されているのです。つまり，コホート研究でのHRT群は「アドヒアランス良好群」とも言えるわけですね。曝露因子HRTが心筋梗塞リスク減少の原因ではなく，交絡因子として「アドヒアランス良好」があり，こちらが結果に影響したのかもしれません。観察研究でこの点を克服するには，ある程度教育レベルの均一な集団を対象にするなどの方法があると思います。ただしNurses' Health Studyでは社会経済的背景の違い，アドヒアランスの違いは大きくなかった可能性はありますが，RCTとは異なる結果が出ています[2]。

■ 医師の裁量による影響

　次に「医師の裁量」はどうでしょうか。考えられるのは，より心血管リスクの低い女性にHRTを処方している可能性です。実際，HRTを受けている女性は受けていない女性と比較して血圧，血中インスリン値が低い，体重が軽い，身体活動性が高いなどとする報告もあります。これ

は先述した「健康への意識の違い」のほかに，経口避妊薬の血栓症，心筋梗塞リスク上昇の可能性から，医師がハイリスクの女性を避けた可能性もあるのではないでしょうか。このあたりの交絡因子の除去や選択バイアスの回避にはやはりランダム化割り付けが有効で，これまでに述べた因子は各群同等に分布することが予想されます。

■ 診療の評価の難しさ

次に，アウトカムの評価から考えてみましょう。前述した Nurses' Health Study では，2年ごとのアンケート調査や本人，家族からの報告などでイベントを評価しています。しかし，診療録へのアクセスは常に可能というわけではないでしょうし，対象者が死亡した場合も遺族を介してのイベント評価となるので，精度が RCT よりも劣ると考えられます。RCT ではもちろん担当医から直接報告されますし，診療録の閲覧もより容易だと思います。心血管イベントが報告されれば，イベント評価委員会であらかじめ定められた診断基準に沿って診断が確定されますし，診療録と報告が一致するかについても後でチェックされることが多いと思います。つまり，このようなコホート研究における心筋梗塞，冠動脈疾患死の厳密な評価の難しさが結果に影響した可能性があるのです。

観察研究と RCT の結果が異なる—UKPDS の例

もう1つ別の視点から，観察研究と RCT の結果が一致しない例を取り上げてみましょう。図4-1 に示すのは，コホート研究である United Kingdom Prospective Diabetes Study（UKPDS）[★2] の結果です。ここでは血糖が高ければ高いほど細小血管障害，大血管障害のリスクが上昇すると報告されています[3]。

コホート研究には，このようにリスク因子の候補を同定するという大切な役割がありますが，そのリスク因子と疾患（細小血管障害，大血管障害）リスクの関連が強く示唆されていたとしても，因果関係をコホート

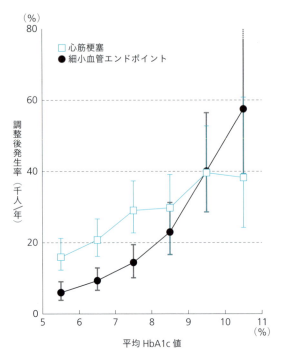

図 4-1　UKPDS の結果

Stratton IM, et al：Association of glycaemia with macrovascular and microvascular complications of type 2 diabetes（UKPDS 35）: prospective observational study. BMJ 321：405-412, 2000, Fig. 3 より改変

研究で証明することはできません。血糖を下げてこれらのリスクが下がることを証明しなければならないのです。

　しかし実際にはこれが容易ではなく，糖尿病薬の RCT では古典的なスルホニル尿素（sulfonylurea：SU）薬のトルブタミドでむしろ死亡率が上昇しているとする報告[4]や，最近でも積極的な血糖降下はむしろ生命予後を悪化させるとする報告（Action to Control Cardiovascular Risk in Diabetes：ACCORD）[★3][5] が出されるなど，大血管障害や死亡リスクに関しては血糖を積極的に低下させることの利益を証明することはなかなか難しいようです。その原因としては，同じ血糖値でもその質や達成の経緯が異な

ること，年齢や合併症，糖尿病歴によって同じ血糖値（HbA1c）でも予後が異なる可能性があることなどが考えられます。すなわちコホート研究にしても RCT にしてもある一部を見ているに過ぎない可能性があります。

　理想的には，あるよく定義された，しかし除外される患者は多くない患者集団でのコホート研究と RCT を実施し，その結果が例えば糖尿病では細小血管障害のように一致すれば，おそらくコホート研究で認められた関連について因果関係はあると考えてよいのでしょう。血糖値と大血管障害リスクのように結果が一致しない場合には，そこからまた研究が始まりますが，研究対象とする介入について再考が必要かもしれません。

RCT の弱点

> At its best, a trial shows what can be accomplished with a medicine under careful observation and certain restricted conditions. The same results will not invariably or necessarily be observed when the medicine passes into general use.
>
> 〈Austin Bradford Hill, 1984〉

　これまで，RCT の強みについて述べてきました。それはランダム化であり，より厳密な評価であるわけですが，弱点ももちろんあります。例えば，そのような強みを持つが故に特殊な環境下で行われるいわば「実験」となり，結果を通常の診療で用いることが容易ではないということです。このパラグラフの冒頭の Hill 氏のことばがそれを端的に表しています。Hill 氏はストレプトマイシンの効果を検証するために行われた世界初の RCT である Medical Research Council（MRC）Study [★4] をデザインした統計学者ですが，その限界もよく認識していました。

　本来，臨床試験をデザインするときには，広く結果を適用できるよう

にすべきですが，多くの努力は結果の信頼性（内的妥当性）を高めるためと安全性を確保するために費やされます。これは，RCTが本来新薬の効能（efficacy）を安全にかつ厳密に評価する，という使命を負っているからにほかなりません。新薬の承認申請のための臨床試験である治験の研究計画書を見るとうんざりするくらい（うんざりしてはいけませんが）選択基準，除外基準が列記されていますね。そしてその治験を行おうと思っても，結局受け持ち患者のうち登録できる人はごく少ないことに気づきます。そうすると，その治験（もちろん治験も臨床試験の1つであり，多くは二重盲検法を用いたRCTです）の結果を適用できる患者もごく少ない，ということになってしまいます。

　しかし先述したように，安全性を確保しつつ効能を厳密に評価するためには仕方のないことでもあります。したがって，まったくの新薬ではなくても，長期的な予後を評価する臨床試験を行う場合，特に対象疾患がこれまでと異なる場合，同様のデザイン，すなわち厳しい患者選択除外基準，細部まで定められた治療プロトコル，二重盲検法などが用いられています。これらがRCTの強みであり，弱みとも言えます。安全性に関して，そのようなRCTの結果が必ずしも現実には通用しないことがあります。

臨床試験では安全でも……

■ 高カリウム血症による死亡が倍増した！

　重症心不全患者に抗アルドステロン薬のスピロノラクトンとプラセボを投与し予後を比較したRandomized Aldactone Evaluation Study（RALES）[★5]という臨床試験があります[6]。この研究では，スピロノラクトン群での生存率が高いことが報告され，抗アルドステロン薬は重症心不全の薬剤として認められました。この研究後，スピロノラクトンの処方は増え，RALESの前に比較すると3倍になりました（図4-2）[7]。

　ところが，実際の診療においてはなんと高カリウム血症による死亡も倍増したのです（図4-3）[7]。もちろんカリウム保持性利尿薬を心不全標

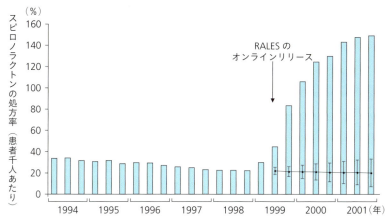

図 4-2　入院した ACE 阻害薬服用中の心不全患者におけるスピロノラクトンの処方率
RALES の発表後，スピロノラクトンの処方率は 3 倍になっていることがわかる。
Juurlink DN, et al：Rates of hyperkalemia after publication of the Randomized Aldactone Evaluation Study. N Engl J Med 351：543-551, 2004, Fig. 1 より改変

準薬であるアンジオテンシン変換酵素（angiotensin-converting-enzyme：ACE）阻害薬と併用するわけですからその危険性は予測できたのですが，RALES でのカリウム上昇はわずか 0.3 mmol/L に過ぎず，クレアチニン上昇も 0.05〜0.1 mg/dL，重篤な高カリウム血症の発生は 1.7% でした。プラセボ群でも 1.2% 発生したので，絶対リスクの増加はわずか 0.5% だったのです。

■ 臨床試験の対象患者と現実の患者が異なっていた

では，実際の診療ではなぜ高カリウム血症が増加したのでしょうか？まず，RALES の対象患者の平均年齢は 65 歳であり，合併症が多く，腎機能も低下している高齢者があまり含まれていません。現実の診療を反映する心不全のコホート研究[7]では平均年齢は 75 歳を超え，腎機能も低下していることが予想されるので，高カリウム血症のリスクは高くなりますね。心不全に限らず多くの動脈硬化性疾患の臨床試験では，やはり高齢者や女性，合併症を有する患者の割合が実際の診療とは異なるこ

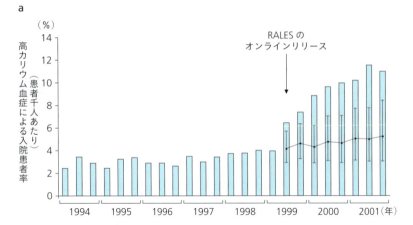

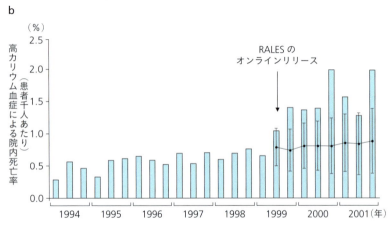

図4-3 ACE阻害薬を服用している心不全患者における,高カリウム血症による入院患者の割合(a)および高カリウム血症による入院中死亡率(b)
RALESの発表後,これらの割合が明らかに増加していることがわかる。

Juurlink DN, et al:Rates of hyperkalemia after publication of the Randomized Aldactone Evaluation Study. N Engl J Med 351:543-551, 2004, Fig. 2, Fig. 3 より改変

とが多いようです。また,RALESではループ利尿薬の使用が100%であることも影響した可能性があります。

このようなリスクの高い患者への新薬(あるいは新たな対象疾患)の臨床

試験では，安全性を確保するために，割り付け治療を開始する前にPlacebo run-in period [★6] を設けて薬剤の安全性を個々にチェックすることがあります。例えば，同じく心不全患者を対象に行われたβ遮断薬のカルベジロールの臨床試験では，低用量のカルベジロールをこの期間に投与し，有害事象が発生するようであれば試験から除外しました[8]。これは全体の5.6％にも上ったので，もしこの患者たちが試験に入っていたとすると，結果に影響するはずです。スピロノラクトンにしても，カルベジロールにしても，その疾患に関しては初めての臨床試験であったので，安全性への配慮は倫理的にも必須であり，このようなプロトコルの設定が必要だったのです。

■ 新薬の臨床試験ではまず安全性の確保が優先

心不全患者において，アンジオテンシンⅡ受容体拮抗薬のバルサルタンとネプリライシン阻害薬の合剤であるLCZ696をエナラプリルと比較したProspective Comparison of ARNI with ACEI to Determine Impact on Global Mortality and Morbidity in Heart Failure（PARADIGM-HF）[★7] では，選択除外基準で登録可能な患者にランダム化の前にまずエナラプリル20 mg/日を2週間，次いでLCZ696を4～6週間投与し，副作用などでそれぞれ10％程度の患者が脱落しています。この研究の場合，試験で用いる用量のエナラプリルで有害事象が生じる患者を除外し，さらにバルサルタンと新薬であるネプリライシン阻害薬の同時投与で問題が生じそうな患者を除外していることになります。これも新薬および新薬ではなくても試験で使用する用量に対する安全性の確保が目的です。

このような安全性を確保するためのプロトコル，選択除外基準はこの段階の試験では必要で，結果の一般化よりも重視すべきだと思いますし，確かに医師が初めてカルベジロールやLCZ696を使用するときにこういった患者選択の方法は参考になります。しかし，この結果を安全性も含めて多くの患者へ適用するには，別の研究が必要になります。

文献

1) Rossouw JE, et al；Writing Group for the Women's Health Initiative Investigators：Risks and benefits of estrogen plus progestin in healthy postmenopausal women；principal results from the Women's Health Initiative randomized controlled trial. JAMA 288：321-333, 2002［PMID：12117397］
2) Stampfer MJ, et al：Postmenopausal estrogen therapy and cardiovascular disease. Ten-year follow-up from the nurses' health study. N Engl J Med 325：756-762, 1991［PMID：1870648］
3) Stratton IM, et al：Association of glycaemia with macrovascular and microvascular complications of type 2 diabetes（UKPDS 35）：prospective observational study. BMJ 321：405-412, 2000［PMID：10938048］
4) Meinert CL, et al：A study of the effects of hypoglycemic agents on vascular complications in patients with adult-onset diabetes. II. Mortality results. Diabetes 19：789-830, 1970［PMID：4926376］
5) ACCORD Study Group；Gerstein HC, et al：Long-term effects of intensive glucose lowering on cardiovascular outcomes. N Engl J Med 364：818-828, 2011［PMID：21366473］
6) Pitt B, et al：The effect of spironolactone on morbidity and mortality in patients with severe heart failure. Randomized Aldactone Evaluation Study Investigators. N Engl J Med 341：709-717, 1999［PMID：10471456］
7) Juurlink DN, et al：Rates of hyperkalemia after publication of the Randomized Aldactone Evaluation Study. N Engl J Med 351：543-551, 2004［PMID：15295047］
8) Packer M, et al：The effect of carvedilol on morbidity and mortality in patients with chronic heart failure. U.S. Carvedilol Heart Failure Study Group. N Engl J Med 334：1349-1355, 1996［PMID：8614419］

★1 Women's Health Initiative（WHI）
【対象】16,608 例。50～79 歳の健康な閉経後女性。【デザイン】無作為割り付け，プラセボ対照，多施設，intention-to-treat 解析。【介入】結合型エストロゲン 0.625 mg＋メドロキシピロゲステロン 2.5 mg/日経口投与（8,506 例）とプラセボ（8,102 例）の 2 群に割り付け。6 か月ごとに本人の記入による質問票で臨床イベントを評価した。【アウトカム】一次：冠動脈疾患（CHD），非致死性心筋梗塞および CHD 死，副作用としての乳がん。【結果】前者において乳がんの発生が試験中止の基準を超え，リスクがベネフィットを上回ったため，中止となった。総死亡は両群間に差がなかったが，乳がん，心血管疾患，脳卒中のリスクは増加した。大腿骨骨折，大腸がんのリスクは有意に低下した。

★2 United Kingdom Prospective Diabetes Study（UKPDS）35
【対象】4,585 例。25～65 歳。UKPDS の登録患者（新規 2 型糖尿病患者）5,102 例のうち，2 型糖尿病の診断後 3 か月以内に HbA1c 測定が実施された白人，アジア系インド人，アフリカ系カリブ人。【デザイン】無作為割り付け，多施設。【介入】3 か月の run-in 期間（食事療法を実施）後，空腹時血漿ブドウ糖（FPG）値 110～270 mg/dL かつ高血糖症状のない 3,867 例を，従来療法（主として食事療法，1,138 例），強化療法（スルホニル尿素薬もしくはインスリンを投与，2,729 例）の 2 群に割り付け。【アウトカム】一次複合：糖尿病合併症，糖尿病関連死，総死亡。二次複合：心筋梗塞，脳卒中，下肢切断（末梢血管疾患死），細小血管障害（主に網膜光凝固術）。個別エンドポイントは非致死性心不全，白内障手術。糖尿病診断時の交絡因子を補正後の追跡時点における平均 HbA1c 値 1% 低下に伴うリスク減少。【結果】一次複合エンドポイントの発生率が増加。その他のエンドポイントも，HbA1c の上昇に伴い発生率が増加した。

★ 3　Action to Control Cardiovascular Risk in Diabetes（ACCORD）
【対象】10,251例。2型糖尿病患者（HbA1c≧7.5%）で心血管疾患（CVD）を合併（40〜79歳），あるいは重大なアテローム性動脈硬化，アルブミン尿，左室肥大の解剖学的特徴を有し，2つ以上のCVDのリスク因子（脂質異常，高血圧，喫煙中，肥満）を合併（55〜79歳）。【デザイン】無作為割り付け，2×2 factorial，多施設，intention-to-treat解析。【介入】厳格血糖コントロール（目標値HbA1c＜6.0%，5,128例），標準的血糖コントロール治療（目標値HbA1c 7.0〜7.9%，5,123例）の2群に割り付け。【アウトカム】一次：非致死性心筋梗塞（MI），非致死性脳卒中，心血管死亡，二次：総死亡，CVD死，MI，脳卒中，大血管障害。【結果】早期終了（厳格血糖コントロール群での死亡リスクの上昇）。2型糖尿病で高リスク患者において，HbA1c値を正常化するための厳格血糖コントロール治療は標準治療に比べ死亡リスクが増大し，CVD抑制効果も認められなかった。

★ 4　Medical Research Council（MRC）Study
【対象】17,354例。35〜64歳。軽症高血圧患者（拡張期血圧90〜109 mmHg，収縮期血圧200 mmHg未満）。【デザイン】無作為割り付け，プラセボ対照，単盲検比較，多施設。【介入】ベンドロフルアザイド（10 mg/日）とプラセボ，プロプラノロール（240 mg/日）とプラセボの4群に割り付け。目標血圧90 mmHg以下に降圧できない場合は，ベンドロフルアザイドにメチルドパを併用投与，プロプラノロールにグアネチジンを，その後メチルドパを併用投与。【アウトカム】致死性または非致死性脳卒中，冠動脈イベント（突然死，致死性および非致死性心筋梗塞を含む），その他の心血管イベント（高血圧による死亡，大動脈瘤破裂を含む），総死亡。【結果】脳卒中の発症は実薬群とプラセボ群で有意差を認めたが，冠動脈疾患の発症率では差がみられなかった。全心血管疾患の発症率は，実薬治療群がプラセボ群と比較し有意に減少した（$P<0.05$）。死亡数は実薬群とプラセボ群で差はなかったが，男性では実薬治療群で低下，女性では上昇した。脳卒中の発症はベンドロフルアザイド群がプロプラノロール群より有意に少なかった（$P=0.002$）。

★ 5　Randomized Aldactone Evaluation Study（RALES）
【対象】1,663例。左室駆出率＜35%，ACE阻害薬，ループ利尿薬，ジゴキシンによる治療を受けている患者。【デザイン】無作為割り付け，プラセボ対照，二重盲検，intention-to-treat解析。【介入】スピロノラクトン25 mg/日（822例），プラセボ（841例）に割り付け。【アウトカム】一次：死亡。二次：心疾患による死亡，心疾患による入院，心疾患による死亡と入院。【結果】早期終了。スピロノラクトン群で死亡リスクが30%低下した。心不全の悪化による入院はスピロノラクトン群がプラセボ群より35%低かった。またスピロノラクトン群では心不全の有意な改善が認められた（NYHA分類による）。

★ 6　Placebo run-in period
割り付け治療を開始する前にプラセボを投与する期間。

★ 7　Prospective Comparison of ARNI with ACEI to Determine Impact on Global Mortality and Morbidity in Heart Failure（PARADIGM-HF）
【対象】8,442例。18歳以上，左室駆出率≦40%（2010年のプロトコル改訂後は≦35%），NYHA心機能分類Ⅱ〜Ⅳ度の心不全患者。B型ナトリウム利尿ペプチド≧150 pg/mL。【デザイン】無作為割り付け，二重盲検，多施設，intention-to-treat解析。

【介入】ACE阻害薬またはARBを中止し，単盲検run-in期間として最初にエナラプリル（10 mg 2回/日）を2週間，続いてLCZ696（100 mg 2回/日→200 mg 2回/日に増量）を4～6週間投与。許容できない副作用の発現を認めなかった症例のみ，LCZ696（200 mg 2回/日，4,187例），エナラプリル（10 mg 2回/日，4,212例）の2群に割り付け。【アウトカム】一次：心血管死亡，心不全による入院の複合エンドポイント。【結果】早期終了。一次：LCZ696群はエナラプリル群に比べ有意にリスクが低かった。

5 臨床試験の結果は簡単には患者に適用できない

治療として確立するにはどのような研究が必要か？

■ 厳密な研究がすぐに臨床で活かせるわけではない

　前項で，研究結果を安全性も含めて多くの患者へ適用するには，別の研究が必要になると述べました。その例として挙げたのが，Randomized Aldactone Evaluation Study（RALES）という，予後へのいわば効能を安全に厳密に評価する試験の後，その結果を診療でどのように活かすか，という研究です。そこに観察研究，あるいはもう少し"緩い"ランダム化比較試験（Randomized controlled trial：RCT）の必要性があるのです。

　また診療上，すでに頻用されている薬剤であっても，それに関するさまざまな臨床的な疑問が出てくることがあります。その場合，もはや治験に準じたような研究は不可能ですから，もっと現実的な臨床試験や観察研究を実施して，その疑問を解く必要があります。

　例えば，β遮断薬は1981年にすでに心筋梗塞後の患者の死亡率を減少させることがRCTで証明されました[1]。しかし，その後の調査では適応があっても，禁忌ではないにもかかわらず臨床で使用されていない例が多いことがわかりました（表5-1）[2]。すなわちRCTでプラセボとの比較による効能が証明されていても，実際には患者にその治療が届いていなかったのです。これは，初期のRCTで除外された，高齢者，心機

表5-1　心筋梗塞後患者（n = 307）のβ遮断薬の使用例

β遮断薬使用		β遮断薬不使用	
124/307		183/307	
使用禁忌	禁忌ではない	使用禁忌	禁忌ではない
35/124	89/124	87/183	96/183

β遮断薬は，心筋梗塞後の患者の予後を改善するというRCTの結果が1980年代に報告されていたにもかかわらず，1990年代前半の調査では，投与すべき患者の半数程度しか使用されていない。使用禁忌は，糖尿病，喘息，伝導障害，心不全。

Brand DA, et al : Cardiologists' practices compared with practice guidelines : use of beta-blockade after acute myocardial infarction. J Am Coll Cardiol 26 : 1432-1436, 1995 より筆者作成

能が低下した患者，慢性閉塞性肺疾患（chronic obstructive pulmonary disease：COPD）を合併する患者，糖尿病患者が実際の診療場面では多いし，これらの患者には「RCTのエビデンス」がなく，投与しにくいためだと考えられます。このような状況では，さまざまな合併症を持つ患者や高齢者を含む集団での観察研究が必要となります。

■ β遮断薬の使用率を上昇させた観察研究

　β遮断薬については，その後1998年に優れた観察研究の結果が発表され，これまで投与しにくいと考えられていた患者においても予後を改善することが証明されました（図5-1）[3]。その結果，その後の冠動脈疾患臨床試験でのβ遮断薬使用率は上昇しています。

　この研究は，約20万人の診療録に直接アクセスし，急性心筋梗塞で入院した患者で退院時にβ遮断薬を服用している患者（この研究が行われた時点では全患者のわずか1/3）と服用していない患者の予後を比較したものです。結果として，これまでβ遮断薬があまり使用されていなかったCOPD合併患者，高齢者，心機能が低下した患者，糖尿病患者などで一貫して死亡率の低下が認められました。もちろん，β遮断薬を処方する医師が循環器内科医として習熟していた，投与された患者のほうがいろいろな意味でよりリスクが少なかった，などの交絡因子が除去できているとは言えません。しかし，それまでのRCTの結果と一致することから，この結果によりβ遮断薬の予後改善効果は広く多くの患者に

適用できることになったと言えるのではないでしょうか。著者らもRCTの結果との一貫性を強調し，"It is no longer acceptable that only one third of patients receive beta-blockers after myocardial infarction."と述べています。

RCTと観察研究の位置づけ

■ 承認前の臨床試験ではアウトカムの評価は難しい

図5-2は，新薬が治療として患者に届くまでの過程におけるさまざまな臨床研究の意義を図式化したものです。臨床研究の最も重要な目的は，その治療を患者に届けることにあります。基礎的な生命科学研究から新薬の候補が生まれるわけですが，まず治験という最も厳格な効能を評価するRCTが実施されます。例えば，その薬剤が血圧を下げることを証明するための試験や，薬剤の適切な用量に関する試験が行われます。これらの結果をもとに，後期臨床試験として標準治療との比較が行われ，効能が証明されて承認，薬価収載となるわけですが，これだけではその薬剤を使った治療法が有効かつ安全であることが証明されているとは言えません。

最近では，糖尿病治療薬であるロシグリタゾン（Rosiglitazone）が心血管イベントをむしろ増加させる可能性が指摘されており[4]，新規の糖尿病薬は米国食品医薬品局（Food and Drug Administration：FDA）での承認に際して心血管イベントのアウトカムデータが必要とされています。実際，多くの糖尿病薬に関して心血管イベントに関する安全性を評価する試験が行われ，その結果が報告されています。ただ，承認前の試験でアウトカムまで評価するのは容易ではありません。特に日本において，新規の糖尿病薬が心筋梗塞リスクを増やさないことを，承認前の後期臨床試験において証明することは困難です。なぜならば，糖尿病薬としての治験の対象になるのは，合併症のない，比較的心血管リスクの低い患者であり，同等性を証明するにしてもかなり多くの患者が必要とされるためです。FDAのガイダンスでは糖尿病薬としての承認を目的とした，血糖

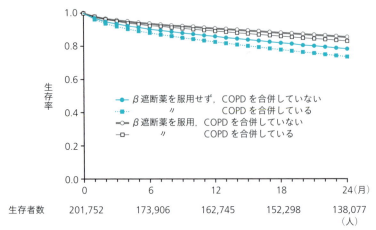

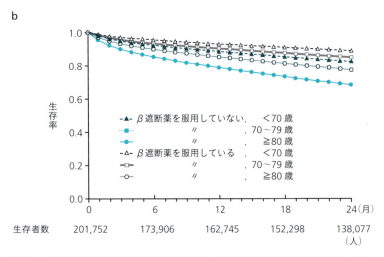

図 5-1 観察研究におけるβ遮断薬の服用,非服用患者における生存率（つづく）

これまでの RCT では対象患者とならなかった,COPD 合併患者（a）,高齢者（b）,心機能が低下した患者（c）においても,β遮断薬は心筋梗塞後の患者の予後を改善することが,観察研究により示された。

Gottlieb SS, et al：Effect of beta-blockade on mortality among high-risk and low-risk patients after myocardial infarction. N Engl J Med 339：489-497, 1998, Fig. 2-4 より改変

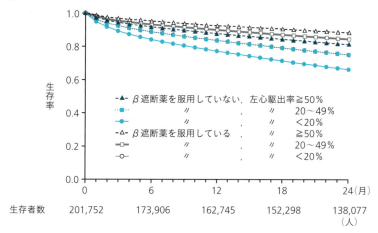

図 5-1　観察研究におけるβ遮断薬の服用，非服用患者における生存率（つづき）

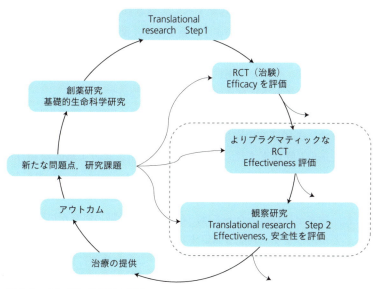

図 5-2　それぞれの研究の役割
効能を評価する治験などの RCT の後，よりプラグマティックな RCT や観察研究が新しい治療を患者に届けるためには必要である。

値を評価する試験に心血管リスクの高い患者を組み入れるように勧告していますが、それが可能だとしても、その割合をさほど大きくすることはできません。

■ その論文はどの段階の何を目的とした研究なのか

　結局，動脈硬化性疾患，腎疾患など慢性疾患の薬剤は，市販されてから長期の予後への効果，真の安全性を評価する臨床研究が実施されなければなりません。それは，①より治験に近い形（厳しい選択除外基準や二重盲検法を使用；RALESなど）でRCTとして実施される場合，②よりプラグマティックな，広い範囲の患者を対象としたRCTが実施される場合，③観察研究として実施される場合（先述したβ遮断薬の研究），があると思います。

　最近の心血管アウトカムを評価した新しい糖尿病薬の臨床試験は①と②の中間の研究ですが，これはこれで別の問題があり，のちに解説します（59頁）。理想的にはこれらがすべて実施され，確立された治療法として認識されるべきだと思います。要するに，薬剤そのものの効能の評価の後，その薬剤を用いた治療法の長期的なアウトカムを評価する，より現実的な研究，結果を現実世界に一般化するための研究が，その治療法を患者に届けるためには必要だということなのです。

　この段階の研究で問題が生じた場合，より前の段階に戻ることも必要になります。基礎研究の結果をヒトに適用しようとする研究をTranslational researchと呼びますが，このような研究も，より実験的なRCTの結果を現実の診療に適用するためのTranslational researchとみなすことができると思います。

　また，論文を読むにあたっては，それがどの段階の研究なのかを把握する必要があります。効能を判定するような研究では，その結果を，安全性を含めて簡単には患者に適用できないことを念頭に置きましょう。また，二次薬などの指定がない，より"緩い"RCTの場合，試験で問われているのは薬剤そのものの効能ではなく，その薬剤で開始した治療法の評価であることも忘れてはなりません。観察研究における試験の意

義と，それがどのようにデザインやプロトコル，結果の解釈に影響するか，それぞれのポイントについて，これから解説していきます。

文献

1) beta-Blocker Heart Attack Study Group：The beta-blocker heart attack trial. JAMA 246：2073-2074, 1981［PMID：7026815］
2) Brand DA, et al：Cardiologists' practices compared with practice guidelines：use of beta-blockade after acute myocardial infarction. J Am Coll Cardiol 26：1432-1436, 1995［PMID：7594066］
3) Gottlieb SS, et al：Effect of beta-blockade on mortality among high-risk and low-risk patients after myocardial infarction. N Engl J Med 339：489-497, 1998［PMID：9709041］
4) Cohen D：Rosiglitazone：what went wrong? BMJ 341：c4848, 2010. doi：10.1136/bmj.c4848［PMID：20819889］

第 3 章

臨床試験の
結果を適用する

6 臨床試験の患者は，あなたの外来の患者と同じ？

　臨床試験の結果は，もしそれを診療に用いることができないなら何の意味もありません。ところが，「4　観察研究も，RCTも，ある一部分を見ている」（25頁）で，必ずしも同じような結果が目の前の患者で起こるわけではないとお話ししたかと思います。なかでもいちばん大きな問題は，臨床試験では"選択された"患者が対象だということです。

　臨床試験の計画は本来，より広範囲の患者に適用できる結果を得られるように作成されるべきです。しかし，結果の信頼性（内的妥当性）を高める種々の工夫はなされていても，研究の一般化可能性（外的妥当性）についてはあまり考えられていない場合も多いようです。内的妥当性を高めるための規約[★1]はあっても，外的妥当性を高めるためのものはありません。これは「5　臨床試験の結果は簡単には患者に適用できない」（37頁）で述べたように，安全性や薬剤の効能を厳密に評価することが優先されることにも原因があります。

HYVETの結果は一般化できるか？

　「降圧薬を用いた降圧は，何歳まで予後を改善できるか？」というのは高血圧診療の重要な臨床的疑問の1つです。この疑問にチャレンジした高血圧の臨床試験に，Hypertension in the Very Elderly Trial（HYVET）[★2]があります[1]。

これまで，80歳以下の高血圧患者では降圧のメリットが比較的明瞭に示されていましたが，80歳を超えた患者では，降圧の妥当性を示した研究はありませんでした。この臨床的疑問は非常に重要なもので，結果を待っていた方も多いと思います。結果として，利尿薬（インダパミド）をベースにして 150/80 mmHg 未満を降圧目標とした降圧治療により，80歳以上の高齢高血圧患者の予後が改善することが明らかになりました（図 6-1）[1]。

　では，この結果は明日からの外来診療に使えるのでしょうか？　このような臨床的疑問は一般的かつ重要なものです。利尿薬をベースにして，必要ならアンジオテンシン変換酵素（angiotensin-converting-enzyme：ACE）阻害薬を追加する治療は日本ではあまり一般的ではありませんが，これまでの欧米における高齢者高血圧臨床試験でも「利尿薬＋カリウム補給」あるいは「利尿薬＋カリウム保持性利尿薬」が使用され，予後を改善することが報告されていますから，介入方法の正当性はありますね。

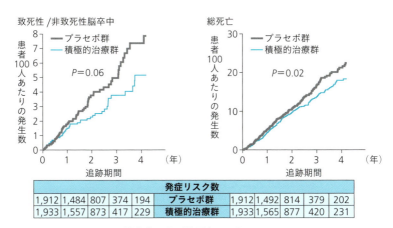

図 6-1　HYVET における脳卒中および総死亡リスク
HYVET では，降圧薬による積極的治療群（インダパミド＋ペリンドプリル）において脳卒中リスクおよび死亡リスクの減少が認められた。

Beckett NS, et al：HYVET Study Group：Treatment of hypertension in patients 80 years of age or older. N Engl J Med 358：1887-1898, 2008．Fig. 3 より改変

表 6-1 HYVET および Oates らの観察研究における患者背景の差

	HYVET	Oates ら
平均年齢	83.6 歳	82.6 歳
男性	40%	96.6%
達成血圧	144/80 mmHg	148/72 mmHg
2 型糖尿病	6.8%	24.8%
脳卒中既往	6.7%	17.7%
冠動脈疾患合併	11.5%（心血管疾患全体，心筋梗塞既往は 3.1%）	40.5%
心不全合併	2.9%	17.9%

　問題は，どのような高齢高血圧患者が対象なのかということです。表 6-1 は，HYVET と別の同じような年齢の高血圧患者を対象とした Oates らによる観察研究 [★3] の患者背景を比較したものです[2]。後者は約 4,071 人の退役軍人を対象に，血圧と生存の関連を解析した後ろ向きコホート研究です。HYVET では，治療群で一次エンドポイントである脳卒中リスクが低下し，死亡リスクも低下しましたが（図 6-1），後者ではむしろ血圧がコントロールされている群では血圧が低いほど死亡リスクが高いと報告され（図 6-2），積極的な治療に疑問が呈されました（140/90 mmHg を目標に降圧して，死亡リスクが高まるということではありません）。確かに収縮期血圧 120 mmHg 未満では生存日数の中央値が短くなっています。この 2 つの研究の結果は決して矛盾するものではないし，降圧が有害であることを示唆するものでもありません。重要なのは，それぞれの結果の解釈に関して患者背景の違いを知ることです。

研究ごとに異なる患者背景

　HYVET では，まずすべての降圧薬を中止し，プラセボを服用させています。この時点で薬剤を中止できない患者は研究に参加できないことになります。これが合併症を有する患者が少ない原因と推定されます。そして 2 か月のプラセボ投与を行ったうえで，収縮期血圧が 160〜199

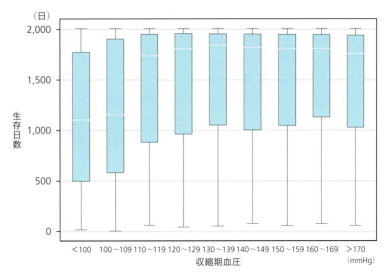

図 6-2 Oates らの観察研究における収縮期血圧と生存との関連
ボックスは生存日数第一,第三四分位点,ボックス中の横のラインが中央値。中央値は収縮期血圧 130〜139 mmHg で最長となるが,それ以下ではむしろ短縮される。

Oates DJ, et al：Blood pressure and survival in the oldest old. J Am Geriatr Soc 55：383-388, 2007. Fig. 1 より改変

mmHg の患者を選択しています。さらに,起立時の血圧が 140 mmHg 以上という基準を設けることで,起立性低血圧の患者を除外しています。したがって,「2 か月のプラセボ投与が可能な」,しかし「無投薬では血圧が十分に高い」「起立性低血圧のない」,つまり結局「高血圧以外は比較的健康な」患者が対象になるのです。このような患者は血圧が予後に大きく関与し,比較的安全に降圧することが可能ですので,降圧による心血管イベントリスク低下を得やすい可能性があります。

　一方,後ろ向きコホート研究では,退役軍人病院などで高血圧と診断された記録を有する 80 歳以上の患者を,基本的に除外は行わず解析の対象としています。退役軍人ですから,ほぼ男性という制限はありますが,患者背景は 80 歳以上で高血圧と診断されている患者がどの程度合併症を有しているかを反映しており,その点で一般的な患者背景と言えます。ただ,高血圧よりも合併した心血管疾患で通院している可能性が

高く，降圧治療そのものの妥当性（いわば降圧治療の「効能」ですね）を評価する研究としては適当ではないかもしれません。収縮期血圧120 mmHg 未満の予後が悪いのも，補正が不可能な，合併する心血管疾患を反映しているからとも考えられます。

このように，それぞれの研究の患者背景を読むと，ランダム化比較試験（Randomized controlled trial：RCT）では選択された患者を対象としているが故に外的妥当性が低く（患者が一般的ではない），観察研究は現実の診療を反映しているという意見も出てくると思います。しかし，これらはどちらも重要な研究であり，結果なのです。

高齢者高血圧の RCT の嚆矢としてよく引用される Systolic Hypertension in the Elderly Program（SHEP）[★4] においても，当初スクリーニングしたのは 45 万人あまりでしたが，最終的に試験に参加したのはわずか 4,700 人程度でした[3]。特に，それまで降圧治療を受けていた患者 19 万人のうち試験に参加したのは 1,593 人です。SHEP もプラセボ対照試験なので，さまざまな事情でプラセボを服用することが可能であった"特殊な"患者しか参加できなかったことになりますね。

しかしすでに述べたように，従来降圧することが標準ではなかった患者を対象とした試験ですから，承認されていない（有効性や安全性が確立していない）治療法を評価する「治験」の意味合いもあり，これは仕方のないことだと思います。そして，結果については一貫性があり，他の RCT などの高齢者高血圧患者を対象とした臨床試験や大規模なメタ解析の結果などと矛盾しません。試験結果の信頼性・再現性は高いと言えます。むしろ，SHEP や HYVET の結果をどのような患者に適用していくか，どのような患者には適用すべきでないかについての研究を実施することが必要なのです。

患者選択除外基準も論文解釈における注目ポイント

高血圧でもう 1 つ重要な臨床的疑問は「どこまで血圧を下げるべきか？」です。もちろん年齢も関連してきます。最近この疑問に対する研

究結果が報告され，収縮期血圧 120 mmHg 以下を目標とすることが予後を改善させる可能性が示唆されました[4]。

　この Systolic Blood Pressure Intervention Trial（SPRINT）[★5] では，患者選択除外基準設定の目的として，統計学的な検出力を維持できる心血管イベント発症率があり，一般化可能性があり，介入を安全に行うことが可能な集団を同定することとあります。理想的ですが，一般化できる集団でかつ安全に介入することや心血管イベントが十分に発生することはなかなか両立しづらい，一見矛盾するような内容でもあります。

　それでは，この研究にはどのような基準が設けられているのでしょうか？　この研究では，脳卒中の既往のある患者，糖尿病患者は除外されています。これはそれぞれの患者での降圧目標を比較した研究が存在するためです。選択基準は，糖尿病，脳卒中がなく 50 歳以上で未治療あるいは治療中の高血圧患者（基本的な選択基準）であり，脳卒中以外の心血管病を有すること［Ankle brachial pressure index（ABI）0.9 以下，左室肥大，冠動脈石灰化スコア含む］，慢性腎臓病［推定糸球体濾過値（eGFR）＜60 mL/分/1.73 m^2］，10 年間の心血管イベント発症率が 15% 以上と考えられる Framingham Risk Score，75 歳以上のいずれかを満たすことになっています。基本的な選択基準を満たす米国民のうち，リスクに関する基準を満たすのは 70% ですから，そこまで特殊な患者を選択しているとは言えないようです（表 6-2）。

　しかし，この表 6-2 にはその後この集団の何% が除外基準に抵触していないのかは記載されていません。この SPRINT では血圧の測定法が特殊であることから派生した除外基準（腕の周囲径も含む）や，よくある体位性の血圧変動による除外基準，住環境などに関する除外基準などに抵触することでどの程度の患者が除外されたのかは明らかではありません。選択基準を満たす患者だけでなく，そのなかで，日本でこの除外基準に抵触しない患者がどの程度存在するのかを検討する必要がありますね。

表 6-2 SPRINT の適格基準を満たす NHANES の患者における心血管疾患の 10 年間のリスク分布

基準	基本的な適格基準を満たす人の割合（年齢，収縮期血圧，非糖尿病，もしくは脳卒中）	リスク基準を満たす基本的な適格条件を持つ人の割合（%）	心血管疾患の 10 年間のリスク分散（%）				心血管疾患の 10 年間のリスク平均（%）
			5〜10	10〜15	15〜20	20〜	
冠動脈疾患，もしくはステージ 3 の慢性腎臓病，もしくは FR >15%	6.7	70.3	1.3	3.2	24.3	71.1	28.6

SPRINT Research Group, Wright JT Jr, et al：A Randomized Trial of Intensive versus Standard Blood-Pressure Control. N Engl J Med 373：2103-2116, 2015, Supplementary Material（Protocol），Table 3.1. より改変

文献

1) Beckett NS, et al；HYVET Study Group：Treatment of hypertension in patients 80 years of age or older. N Engl J Med 358：1887-1898, 2008 ［PMID：18378519］
2) Oates DJ, et al：Blood pressure and survival in the oldest old. J Am Geriatr Soc 55：383-388, 2007 ［PMID：17341240］
3) SHEP Cooperative Research Group：Prevention of stroke by antihypertensive drug treatment in older persons with isolated systolic hypertension. Final results of the Systolic Hypertension in the Elderly Program（SHEP）. JAMA 265：3255-3264, 1991 ［PMID：2046107］
4) SPRINT Research Group, Wright JT Jr, et al：A Randomized Trial of Intensive versus Standard Blood-Pressure Control. N Engl J Med 373：2103-2116, 2015 ［PMID：26551272］

★1 例えば，治験における医薬品の臨床試験の実施の基準（Good Clinical Practice：GCP）。賛否両論があるが，欧米ではすべての臨床試験が GCP のような規制の対象になる。日本では長らく治験以外の臨床研究は倫理指針のみ適用されてきたが，バルサルタン問題以降，治験以外の臨床研究についても規制の必要性が議論され，倫理指針が改訂され，2017 年 4 月に特定臨床研究を対象とした臨床研究法案が制定された。すなわち治験以外の臨床研究でも未承認薬，適応外薬を使用した研究や製薬会社の研究費で受託研究として実施されるものはこの法案の対象となる。

★2 Hypertension in the Very Elderly Trial（HYVET）
【対象】3,845 例。80 歳以上，持続性収縮期高血圧［収縮期血圧（SBP）>160 mmHg］，立位 SBP≧140 mmHg，座位拡張期血圧（DBP）<110 mmHg（途中でプロトコル変更）。【デザイン】無作為割り付け，プラセボ対照，二重盲検，多施設，intention-to-treat 解析，per-protocol 解析。【介入】2 か月のプラセボによる run-in

期間後,座位 SBP が 160〜199 mmHg の者をランダム化。80〜89 歳,90 歳以上,性別で層別化して割り付けた。降圧治療［徐放性インダパミド 1.5 mg/日で治療を開始し,目標血圧値（150/80 mmHg）に達しない場合,ペリンドプリル 2〜4 mg/日を追加投与可,1,933 例］,プラセボ（1,912 例）の 2 群に割り付け。【アウトカム】一次：致死性/非致死性脳卒中（一過性脳虚血発作は含まない）。二次：総死亡,致死亡リスク,致死性脳卒中,心不全,心血管イベント。【結果】早期終了。一次：降圧治療群でリスクが 30% 低下した（$P=0.06$）。プラセボ群と比べ降圧治療群では,脳卒中が 34%（$P=0.03$）,致死性脳卒中 45%（$P=0.02$）,総死亡 28%（$P=0.001$）,心血管死 27%（$P=0.03$）,心不全 72%（$P<0.001$）リスクが低下した。

★ 3　Oates らの観察研究
【対象】4,071 例。高血圧の 80 歳以上の外来患者。【デザイン】5 年間のフォローアップによる後ろ向きコホート研究。【アウトカム】フォローアップ期間中の生存。【結果】高血圧（139/89 mmHg）の患者は,経過観察中に血圧が低い被験者より死亡する確率が低かった。コントロールされていない高血圧患者において,生存と血圧のレベルとの間に有意な関連はなかった。

★ 4　Systolic Hypertension in the Elderly Program（SHEP）
【対象】4,736 例。60 歳以上。収縮期血圧が 160〜219 mmHg かつ拡張期血圧が 90 mmHg 未満。【デザイン】無作為割り付け,プラセボ対照,二重盲検,多施設。【介入】クロルタリドン 12.5 mg/日（2,365 例）,プラセボ（2,371 例）の 2 群に割り付け。【アウトカム】一次：非致死性および致死性脳卒中。二次：心血管および冠動脈疾患の発症および死亡。【結果】5 年間の平均血圧は実薬群 143/68 mmHg,プラセボ群で 155/72 mmHg。脳卒中の発生率は実薬群 5.2%,プラセボ群 8.2% で相対リスクは 0.64（$P<0.0003$）。非致死性心筋梗塞および冠動脈死の相対リスクは 0.73,主要な心血管疾患発症は 0.68,総死亡では 0.87 でいずれも実薬群で有意に少なかった。

★ 5　Systolic Blood Pressure Intervention Trial（SPRINT）
【対象】9,361 例。50 歳以上,収縮期血圧（SBP）130〜180 mmHg で,心血管疾患のリスク因子を 1 つ以上有する。【デザイン】PROBE 法,多施設,intention-to-treat 解析。【介入】厳格降圧（目標 SBP<120 mmHg,4,678 例）,標準降圧（目標 SBP<140 mmHg,4,683 例）の 2 群に割り付け。【アウトカム】一次：心筋梗塞,その他の急性冠症候群,脳卒中,急性非代償性心不全,心血管死亡の複合エンドポイント。【結果】早期終了。一次エンドポイントは,厳格降圧群は標準降圧群と比較し有意にリスクが低かった（$P<0.001$）。また,心不全,心血管死亡,総死亡も同様の結果であったが,心筋梗塞,急性冠症候群,脳卒中では有意差を認めなかった。

7 RCTも観察研究も，臨床における精密なナビゲーターではない

臨床試験の規模は年々大きくなっている

　臨床試験に関する質問で多いのが，「5年ほどの試験で薬剤や治療法を評価することが適切なのかどうか」ということです。実際慢性疾患では10年以上同じ患者をみている医師も多いですから，なんとなく釈然としないのも理解できます。そのなかで，United Kingdom Prospective Diabetes Study（UKPDS）（27頁）は長期間にわたって観察した結果を発表していますが，割り付け治療を維持したままではなく，割り付け治療が終了したのちも観察を継続した，ある種のコホート研究になります。

　本来であれば，10年，20年と観察を続けなければならないのですが，そのような臨床試験はほとんどありません。強制的に割り付けられた治療を長期間継続することがそもそも困難なのですが，臨床試験にはお金がかかることも理由の1つであり，事実，研究費の節約ではないかとうがった見方をしてしまいそうになるくらい早期終了試験も増えています。特に近年では必要とされる規模がどんどん大きくなっていることも原因の1つに挙げられます。

　例えば，最初の高血圧臨床試験であるVeterans Administration Cooperative Study（VA）[★1]ではわずか143人の患者で降圧治療の予後改善作用が証明されましたが[1]，複数の治療がすでに存在する現代では，ハイリ

スク患者に絞ったとしても比較試験を行うなら1万人以上の登録が必要とされると思います。また、最初のスタチンの一次予防試験であるWest of Scotland Coronary Prevention Study（WOSCOPS）（9頁）は、プラバスタチンの有効性について、6,000人の患者で心筋梗塞のみをエンドポイントとして証明が可能でした[2]。しかし最近行われたFurther Cardiovascular Outcomes Research with PCSK9 Inhibition in Subjects with Elevated Risk（FOURIER）[★2]では、二次予防試験にもかかわらずおよそ2万8,000人の患者が組み入れられました[3]。

何が長期の臨床研究を妨げているのか

■ 年々厳しさを増す規制

　費用や労力には臨床研究に関する規制の問題も関係します。規制を守り、ある程度の水準の結果を得るためには大変な労力を要します。日本では、これまで承認申請のための治験のみ規制［「医薬品の臨床試験の実施の基準に関する省令」；Good Clinical Practice（GCP）省令］が適用されてきましたが、欧米では医師主導型を含むすべての医薬品、医療機器の臨床試験が対象になります。

　例えば、英国はこれまで製薬企業主導ではない、公的な資金による研究者・医師主導型臨床試験（Academic clinical trial）で大きく貢献してきました。しかし2004年から、欧州連合（European Union：EU）内ではEuropean Clinical Trials Directive（EU臨床試験指令）により、治験、治験以外、研究者・医師主導型、製薬会社主導型の区別なく規制がかかることになりました。これまでよりも大変な労力、資金が必要になり、"Death of academic clinical trial."と嘆く研究者もいるようです[4]。

　とうとう日本でも、バルサルタン問題に端を発した研究不正問題の影響で2017年4月に臨床研究法が成立し、特定臨床研究（未承認薬適応外薬の臨床試験や侵襲、介入のある、製薬企業と契約して実施される臨床研究）は法律で規制されることになりました。しかし、2つの問題を1つの法律で解決しようとするところに少々無理があるかもしれません。今後は、あ

まり製薬企業と関係のない，臨床的疑問から立ち上がった臨床試験を長期間実施することは難しくなるのではないでしょうか。

■ 治療方針の転換も長期の臨床研究を妨げる

長期間の試験が特殊なものを除いて成立しないのは，もう1つ，試験薬を含めた治療の変遷が発生するからです。10年間かけて試験を行っても，ほかの治療がリスクを下げることが判明したり，試験薬そのものが長時間作用型の薬剤などの開発で使用されなくなる場合があります。

例えば Heart Outcomes Prevention Evaluation（HOPE）[★3] は，血圧に関係なくアンジオテンシン変換酵素（angiotensin-converting-enzyme：ACE）阻害薬を使用することが冠動脈ハイリスク患者の予後を改善することをプラセボ対照の二重盲検試験で証明しました[5]。しかしその後，β遮断薬やスタチンの予後改善効果が報告され，数年後に発表された同様の患者での試験ではこの2剤の併用率が倍増しています。

2007年の米国の報告では，冠動脈疾患患者でのβ遮断薬とスタチンの使用は 90% 近くになり，目標とされる low-density lipoprotein（LDL）コレステロール値も 70 mg/dL まで低下しています[6]。つまり，HOPE で対象となった患者の試験薬以外の治療は現在の標準と異なるのです。古くからの研究も一緒に解析するメタ解析の弱点の1つはここにあります。

短期間の試験で結果を得るには

以上のような背景から，短期間の臨床試験でも結果を出さなければなりません。現在の臨床試験は実現性を開始前に厳しく審査されるので，症例数の設定も短期間で結果が出るように考える必要があります。

症例数の設定は基本的にイベント（予防しようとする疾患）の発症率と介入（新薬など）によるリスク低下を推定して行われます。例えば，「これまでの標準薬Aに比べて新薬Bは心筋梗塞を 20% 減らすことができる」という仮説を立てたとします。このとき，50例の心筋梗塞を40例

に減らしても，一見統計学的に有意差はつかない気がしますね。

しかし，同じ20％でも500例が400例に減るのならどうでしょうか？　あるいは1,000例が800例に減るのなら？　これだと差がありそうですね。したがって，薬剤の効果を評価するなら，なるべく発症が多い（リスクが高い）集団において試験を実施すれば全体の人数も少なくなるし，より短期間で結果が出ることが予想されます。ハイリスク患者の選択は，高血圧のみを試験の対象とせず，心血管リスク因子を3つ以上持つ，などの選択基準を用いることによって可能です。このような事情もあり，最近の研究では低リスクの患者を対象としたものはほとんどありません。

表7-1，2には，いくつかの高血圧臨床試験の患者背景と，発生した心血管イベントをまとめています。これをみると，Medical Research Council Study（MRC）が冠動脈疾患患者や糖尿病患者を除外して低リスク患者を対象としているのに対し[7]，Valsartan Antihypertensive Long-term

表7-1　主な高血圧臨床試験の患者背景

	MRC	INSIGHT [★4]	ASCOT	VALUE	ALLHAT	SPRINT
年齢（平均）	52歳	67歳	63歳	67歳	67歳	68歳
血圧（平均）	161/98 mmHg	173/99 mmHg	164/95 mmHg	155/88 mmHg	164/84 mmHg	139/78 mmHg
糖尿病	除外	20.6％	24％	31.7％	36％	除外
左室肥大	0.4％	10.7％	22％	6％	16.3％	―
脳卒中既往	除外	―	11％	19.8％	25％（心筋梗塞＋脳卒中）	除外
心筋梗塞既往または冠動脈疾患	1.4％（心電図のみ）	6.2％	心筋梗塞，冠動脈疾患除外	46％冠動脈疾患（心筋梗塞既往は不明）	―	除外

MRCでは糖尿病の除外や心筋梗塞，脳卒中の除外により合併症を持たない患者の試験となっている。ASCOTは冠動脈疾患患者を除外しているものの，左室肥大，その他の心血管リスクを多く有する患者が対象。INSIGHTはMRCとASCOTの中間。VALUEやALLHATは多くの冠動脈疾患患者，脳卒中既往患者を含むため一部二次予防試験となっている。

MRC：10639539，INSIGHT：10972368，ASCOT：16154016，VALUE：15207952，ALLHAT：12479763，SPRINT：26551272　をもとに筆者作成

表7-2 主な高血圧臨床試験における心血管イベント発生率（/1000患者・年）

	MRC Mild HT		CASE-J	ASCOT		VALUE		ALLHAT			SPRINT	
	プラセボ	利尿薬	全体	Ca拮抗薬	β遮断薬	Ca拮抗薬	ARB	利尿薬	Ca拮抗薬	ACE阻害薬	厳格治療	標準治療
総死亡(%)	5.9	6	10.3	13.9	15.5	24.8	25.6	28.5	27.5	28.3	10.3	14.0
心血管死亡	3.2	3.3		4.9	6.5	9.2	9.2	13.3	14	14	2.5	4.3
心筋梗塞	5.5	5.6	2.3(推定)	8.2	9.1	9.6	11.4	19.2	18.8	19.0	6.5	7.8
脳卒中	2.6	0.8	7.3	6.2	8.1	8.7	10.0	9.3	9.0	10.5	4.1	4.7

日本で行われたCASE-Jでは，対象症例は日本人にしては高リスクであるが，心筋梗塞の発症はALLHATの1/10程度である。低リスク患者を対象にしたMRCよりも発生は少ない。ALLHATは英国でのMRCと比べると死亡率は5倍，心筋梗塞は約4倍，脳卒中は約4倍である。

MRC Mild HT：2861880，CASE-J：18172059，ASCOT：16154016，VALUE：15207952，ALLHAT：12479763，SPRINT：26551272をもとに筆者作成

Use Evaluation trial（VALUE；Ca拮抗薬アムロジピンとアンジオテンシンⅡ受容体拮抗薬バルサルタンの比較試験）[★5][8]）や Antihypertensive and Lipid-Lowering Treatment to Prevent Heart Attack Trial（ALLHAT；利尿薬クロルタリドンとACE阻害薬，Ca拮抗薬の比較試験）（3頁）[9]）はかなりのハイリスク患者を対象としていることがわかります。約半数の患者にとっては二次予防が目的ではないでしょうか。なにしろ10年間の死亡率が30%近いのです。

米国のガイドラインでは，ALLHATの結果から利尿薬を降圧薬の第1選択薬とすることが提唱されていますが，日本ではこの臨床試験のような患者に外来診察で遭遇する確率は高くないのではないでしょうか？ 表7-2に記載した日本人での試験である Candesartan Antihypertensive Survival Evaluation in Japan（CASE-J）[★6][10]）を見ても，まったく異なる患者だとわかります。そうなると，ALLHATの結果を合併症のまだない，一次予防を目的とした高血圧患者に適用し，利尿薬こそ第1選択とするのは適切ではないことになります。

逆に，最近発表された Systolic Blood Pressure Intervention Trial（SPRINT）[11]（51頁）のイベント発生は Action to Control Cardiovascular Risk in Diabetes（ACCORD）[12]（28頁）などの一次予防試験に近く，患者がハイリスクに偏り過ぎない点では一般化しやすいかもしれません。

糖尿病薬を心血管イベントから評価する

　近年，新たに承認された糖尿病薬をプラセボと比較して心血管イベントを評価する臨床研究が数多く発表されています。もともと糖尿病薬の承認申請のための臨床試験（治験）では血糖値（HbA1c）が主要評価項目と設定され，薬剤が安全に血糖値を下げることができれば承認されてきました。しかし血糖値は，細小血管障害についてはある程度予測ができるものの，大血管障害に関しては必ずしもそうではなく，前述したように，事実ロシグリタゾンはむしろ心血管リスクを増加させる可能性が指摘されています（39頁）。

　また，古いスルホニル尿素薬やインスリンも心血管リスクを増加させる可能性が示唆されています。そこで米国食品医薬品局（FDA：Food and Drug Administration）では第Ⅱ相試験，第Ⅲ相試験（血糖値を主要評価項目とした承認申請のための試験）でも独立した組織で心血管イベントを評価すること，第Ⅱ相試験，第Ⅲ相試験にも高リスク患者，高齢者，合併症を有する患者を組み入れることなどをガイダンスとして発表しています。

　まず，2009年に承認された（dipeptidyl peptidase：DPP）4阻害薬の第Ⅱ相試験，第Ⅲ相試験の心血管イベントに関するメタ解析が発表されました。図7-1はサキサグリプチンのメタ解析で，心血管イベントリスクが減少するという結果が示されています[13]。同様の結果が複数のDPP4阻害薬のメタ解析で報告されています。この研究を含め，治験の結果を統合した解析にはいくつか問題はあるのですが，それは後述します。

　そして，DPP4阻害薬の心血管イベントを評価するための研究がその後実施されました。これらの研究の目的はあくまでDPP4阻害薬の心血管イベントに関する完全性評価ではありますが，結果はサキサグリプチン〔Saxagliptin Assessment of Vascular Outcomes Recorded in Patients with Diabetes Mellitus（SAVOR）-Thrombolysis in Myocardial Infarction（TIMI）〕[★7][14]もシタグリプチン〔Trial Evaluating Cardiovascular Outcomes with Sitagliptin（TECOS）〕[★8][15]も心血管イベントリスクを減少させませんでした（図7-2）。

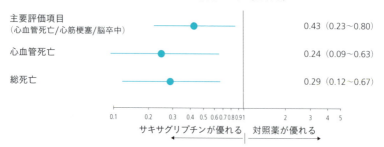

図7-1 心血管イベント,心血管死,総死亡に対する相対リスク(海外データ)(CEC判定)
コックス比例ハザードモデル
CEC (clinical event committee):イベント評価に関する第三者委員会
・目的:FDAの心血管リスク評価に関するガイダンスに従って心血管リスクを評価すること。
・対象:2型糖尿病患者を対象とした第Ⅱ/Ⅲ相試験(8試験, 4,607例)
・評価:心血管イベント(心血管死,心筋梗塞,脳卒中)に対する影響を評価した。

Frederich R, et al:A systematic assessment of cardiovascular outcomes in the saxagliptin drug development program for type 2 diabetes. Postgrad Med 122:16-27, 2010, Fig. 1 より改変

　これらの結果は慎重に解釈する必要があります。なぜなら,患者が違いすぎるからです。メタ解析は血糖値を評価する新薬の治験なので参加患者は比較的若く,糖尿病歴が短く,心血管病の既往を有する割合は低く,実際に心血管イベントもそれほど起こっていません。しかしSAVOR-TIMIは表7-3に示すように心血管ハイリスク患者を登録しており,実際生じた死亡や心血管イベントも,先に紹介したハイリスクのみ登録した高血圧患者のように多く生じています。TECOSも同様です。

　また,DPP4阻害薬に続いてsodium glucose cotransporter (SGLT) 2阻害薬やglucagon-like peptide (GLP)アナログの心血管イベントを評価する臨床試験が行われましたが,これも同じような患者背景で多くのイベントが起こっています。結果は心血管イベントリスクを減少させると報告されていますが,しかし高血圧同様,これらの結果を例えば最近糖尿病と診断された心血管イベント既往のない患者に適用することは困難なのです。

TECOS の一次エンドポイント

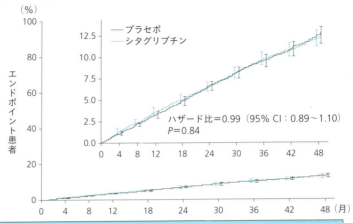

SAVOR-TIMI の一次エンドポイント

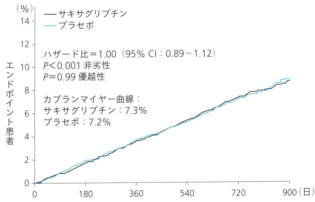

図 7-2　SAVOR-TIMI 53 と TECOS の一次エンドポイントの結果

Green JB, et al：TECOS Study Group：Effect of Sitagliptin on Cardiovascular Outcomes in Type 2 Diabetes. N Engl J Med 373：232-242, 2015, Fig. 3 および Scirica BM, et al；SAVOR-TIMI 53 Steering Committee and Investigators：Saxagliptin and cardiovascular outcomes in patients with type 2 diabetes mellitus. N Engl J Med 369：1317-1326, 2013, Fig. 1 より改変

表 7-3　SAVOR-TIMI における対象となる患者の違い—SAVOR-TIMI 53 は冠動脈疾患合併糖尿病に近い

	治験第Ⅱ相，第Ⅲ相のメタ解析 対象患者		SAVOR-TIMI 53	
	サキサグリプチン	対照	サキサグリプチン	プラセボ
年齢	54	55	65	65
女性	51%	50%	33.4	32.7
BMI	30.4	30.3	31.1	31.2
糖尿病歴	3.8	4.1	10.3	10.3
HbA1c	8.5	8.4	8.0	8.0
心血管リスク				
高血圧	81%	83%	81.2	82.4
脂質異常	52%	55%	71.2%	71.2%
心血管疾患既往	20%	21%	78.4%	78.7%
心不全	—	—	12.8%	12.8%
心筋梗塞	—	—	38.0%	37.6%
PCI	—	—	43.1%	43.3

低〜中リスク患者に適用できる明瞭な結果を得るのは困難

　どんな疾患の予防試験においても，ある程度の標準治療が存在する場合，新薬の優越性を比較的短期間に示すためには大規模，予防の対象となる疾患（エンドポイント）に関してはハイリスクの研究が必要とされます．ハイリスクに絞っても，ある程度の規模になることは避けられないでしょうし，年々臨床試験に必要とされる症例数は増えています．しかも，「4　観察研究も，RCT も，ある一部分を見ている」（25頁）で述べたように，新薬の場合安全のため，さらに対象を絞る必要が出てきます．したがって，新薬開発の一環としては，低〜中等度のリスクの患者を対象とした試験は今後もあまり出てこないのではないかと思います．
　低〜中等度のリスクの患者を対象にした場合，代替案としてよりあいまいなエンドポイントを併せて評価するという方法が考えられます．実

際，日本人の高血圧患者は心筋梗塞に関してはリスクが低いため，日本人を対象とした研究では狭心症の悪化や冠動脈インターベンションなどのエンドポイントが使用されることがあります。しかし，これらが心筋梗塞に替わるエンドポイントとして本当に患者の予後を反映するかどうかは定かではありません。

　これまで，試験の結果を目の前の患者に適用しようと思っても，試験の患者と目の前の患者が必ずしも同じではない，ということを述べてきました。結局われわれは，臨床試験の結果を，自身の臨床医としての習熟，患者の価値観と合わせ，解釈して使うしか方法はないのです。ランダム化比較試験にしても観察研究にしても，精密なナビゲーターではなく，大まかな道標にしかなり得ないという限界が見えます。注意しなければならないのは，その道標の立ち位置そのものが異なる場合があるということです。

文献

1) Effects of treatment on morbidity in hypertension. Results in patients with diastolic blood pressures averaging 115 through 129 mm Hg. JAMA 202：1028-1034, 1967［PMID：4862069］
2) Shepherd J, et al：Prevention of coronary heart disease with pravastatin in men with hypercholesterolemia. West of Scotland Coronary Prevention Study Group. N Engl J Med 333：1301-1307, 1995［PMID：7566020］
3) Sabatine MS, et al；FOURIER Steering Committee and Investigators：Evolocumab and Clinical Outcomes in Patients with Cardiovascular Disease. N Engl J Med 376：1713-1722, 2017［PMID：28304224］
4) Morice AH：The death of academic clinical trials. Lancet 361：1568, 2003［PMID：12737908］
5) Heart Outcomes Prevention Evaluation Study Investigators, Yusuf S, et al：Effects of an angiotensin-converting-enzyme inhibitor, ramipril, on cardiovascular events in high-risk patients. N Engl J Med 342:145-153, 2000［PMID：10639539］
6) Boden WE, et al；COURAGE Trial Research Group：Optimal medical therapy with or without PCI for stable coronary disease. N Engl J Med 356：1503-1516, 2007［PMID：17387127］
7) MRC trial of treatment of mild hypertension：principal results. Medical Research Council Working Party. Br Med J (Clin Res Ed) 291：97-104, 1985［PMID：2861880］
8) Julius S, et al；VALUE trial group：Outcomes in hypertensive patients at high cardiovascular risk treated with regimens based on valsartan or amlodipine：the VALUE randomised trial. Lancet 363：2022-2031, 2004［PMID：15207952］
9) ALLHAT Officers and Coordinators for the ALLHAT Collaborative Research Group. The Antihypertensive and Lipid-Lowering Treatment to Prevent Heart Attack Trial. Major outcomes in high-risk hy-

pertensive patients randomized to angiotensin-converting enzyme inhibitor or calcium channel blocker vs diuretic：The Antihypertensive and Lipid-Lowering Treatment to Prevent Heart Attack Trial (ALLHAT). JAMA 288：2981-2997, 2002 ［PMID：12479763］
10) Ogihara T, et al；Candesartan Antihypertensive Survival Evaluation in Japan Trial Group：Effects of candesartan compared with amlodipine in hypertensive patients with high cardiovascular risks：candesartan antihypertensive survival evaluation in Japan trial. Hypertension 51：393-398, 2008 ［PMID：18172059］
11) SPRINT Research Group, Wright JT Jr, et al：A Randomized Trial of Intensive versus Standard Blood-Pressure Control. N Engl J Med 373：2103-2116, 2015 ［PMID：26551272］
12) ACCORD Study Group, Gerstein HC, et al：Long-term effects of intensive glucose lowering on cardiovascular outcomes. N Engl J Med 364：818-828, 2011 ［PMID：21366473］
13) Frederich R, et al：A systematic assessment of cardiovascular outcomes in the saxagliptin drug development program for type 2 diabetes. Postgrad Med 122：16-27, 2010 ［PMID：20463410］
14) Scirica BM, et al；SAVOR-TIMI 53 Steering Committee and Investigators：Saxagliptin and cardiovascular outcomes in patients with type 2 diabetes mellitus. N Engl J Med 369：1317-1326, 2013 ［PMID：23992601］
15) Green JB, et al；TECOS Study Group：Effect of Sitagliptin on Cardiovascular Outcomes in Type 2 Diabetes. N Engl J Med 373：232-242, 2015 ［PMID：26052984］

★ 1　Veterans Administration Cooperative Study (VA)（一部）
【対象】143 例。降圧治療を受けていない男性高血圧（115～129 mmHg）。【デザイン】無作為割り付け，プラセボ対照，二重盲検。【介入】降圧治療［ヒドロクロロチアジド 50 mg とレセルピン 0.1 mg の合剤 1 錠＋ヒドララジン（25～50 mg）1 錠×3/日，73 例］とプラセボ（70 例）の 2 群に割り付け。【アウトカム】心血管疾患の発症，心血管死亡。【結果】降圧治療群は 2 年後 43/29.7 mmHg と有意に低下したが，プラセボ群に有意な変化は認められなかった。死亡，評価可能なイベントの発症は，降圧治療群で有意に抑制された（$P<0.001$）。

★ 2　Further Cardiovascular Outcomes Research with PCSK9 Inhibition in Subjects with Elevated Risk（FOURIER）
【対象】27,564 例。40～85 歳の高リスクの動脈硬化性心血管疾患［心筋梗塞（MI）・非出血性脳卒中・症候性末梢動脈疾患（PAD）既往］患者。至適脂質低下治療下の空腹時 LDL コレステロール≧70 mg/dL あるいは non-HDL コレステロール≧100 mg/dL。【デザイン】無作為割り付け，プラセボ対照，二重盲検，多施設，intention-to-treat 解析。【介入】エボロクマブ（140 mg 1 回/2 週または 420 mg 1 回/月，13,784 例），プラセボ（13,780 例）の 2 群に割り付け。【アウトカム】一次：主要心血管イベント（心血管死，MI，脳卒中，不安定狭心症による入院，冠動脈血行再建の複合エンドポイント）。二次：心血管死亡，MI，脳卒中の複合エンドポイント。【結果】LDL コレステロール中央値がベースライン 92 mg/dL から 48 週後 30 mg/dL に低下し，追跡期間中持続した。一次：エボロクマブ群で 15％ 有意に減少した（$P<0.001$）。心血管死亡，MI または脳卒中の発症も有意に減少した。二次：エボロクマブ群のほうが有意に低かった（$P<0.001$）。

★ 3　Heart Outcomes Prevention Evaluation（HOPE）
【対象】9,297 例。55 歳以上の糖尿病患者（脳卒中，末梢血管疾患の既往，またはそ

の他の心血管疾患のリスク因子を有する)）。【デザイン】無作為割り付け，プラセボ対照，2×2 factorial，多施設。【介入】ラミプリル 10 mg/日（4,645 例），プラセボ（4,652 群）の 2 群に割り付け。【アウトカム】一次：心筋梗塞，脳卒中，心血管死亡。二次：総死亡，血行再建施行の必要性，不安定狭心症または心不全による入院，糖尿病関連の合併症。【結果】一次：ラミプリル群でプラセボ群に比較し 22% 減少した。それぞれのイベントでは，心筋梗塞は 20%，脳卒中は 32%，心血管死亡は 26% 減少した。また，糖尿病患者における心血管イベントおよび顕性腎症の抑制に有効であった。

★ 4 International Nifedipine GITS Study：Intervention as a Goal in Hypertension Treatment（INSIGHT）
【対象】6,321 例。55〜80 歳。高血圧以外に心血管疾患発症リスクを 1 つ以上有する高血圧患者（150/95 mmHg 以上，または収縮期血圧 160 mmHg 以上)）。【デザイン】無作為割り付け，二重盲検，多施設，intention-to-treat 解析。【介入】1 日 1 回型ニフェジピン GITS（30 mg/日，3,157 例）と配合利尿薬（ヒドロクロロチアジド 25 mg/日＋アミロライド 2.5 mg/日，3,164 例）の 2 群に割り付け。【アウトカム】一次：心血管死亡，心筋梗塞（MI），心不全，脳卒中。二次：総死亡，血管死，非致死性心血管イベント（一過性脳虚血発作，狭心症，腎不全を含む)）。【結果】一次，二次ともに，両群間に有意差はなかった。MI，脳卒中，総死亡の発生には両群間で差はなく，非致死性心不全はニフェジピン群で有意に多かった（$P<0.028$)）。

★ 5 Valsartan Antihypertensive Long-term Use Evaluation（VALUE）
【対象】15,245 例。50 歳以上。高リスクの本態性高血圧［非降圧治療例：収縮期血圧（SBP）160〜210 mmHg，拡張期血圧（DBP）<115 mmHg，降圧治療例：SBP<210 mmHg，DBP<115 mmHg］。降圧治療の有無は問わない。【デザイン】無作為割り付け，二重盲検，多施設，intention-to-treat 解析。【介入】バルサルタン（7,649 例），アムロジピン（7,596 例）の 2 群に割り付け。両群とも目標降圧値（<140/90 mmHg）達成のため，1 か月ごとに増量，その他の降圧薬の追加投与を行う。【アウトカム】一次：心血管疾患の発症および心血管死亡の複合。二次：致死性および非致死性心筋梗塞，致死性および非致死性心不全，致死性および非致死性脳卒中。【結果】両群とも降圧したが，アムロジピン群のほうが有意に降圧，特に早期の降圧度が高かった。一次：両群に有意差は認められなかった（$P=0.49$)）。二次：心筋梗塞はバルサルタン群で有意に多く（$P=0.02$），心不全はバルサルタン群で少ない傾向にあったが有意差には至らなかった。脳卒中はアムロジピン群で少なかった（$P<0.08$）。脳卒中を含む心血管イベント，総死亡は両群間に有意差はなかった。それ以外に，糖尿病の新規発症はバルサルタン群で有意に少なかった（$P<0.0001$)）。

★ 6 Candesartan Antihypertensive Survival Evaluation in Japan（CASE-J）
【対象】4,703 例。高リスク高血圧患者［診察時の 2 回連続座位測定で，70 歳未満の場合は収縮期血圧（SBP）≧140 mmHg，あるいは拡張期血圧（DBP）≧90 mmHg，70 歳以上は SBP≧160 mmHg，あるいは DBP≧90 mmHg］。次のリスク因子のうち 1 つ以上を有するもの（重症高血圧，2 型糖尿病，6 か月以前の脳卒中・一過性脳虚血発作，左室後壁または心室内中隔壁の肥厚または左室肥大・狭心症，蛋白尿または腎機能障害，動脈硬化性末梢動脈閉塞)）。【デザイン】PROBE 法，多施設，intention-to-treat 解析。【介入】カンデサルタン（4〜8 mg/日経口投与，降圧目標に達しない場合は最大用量 12 mg/日まで増量，2,354 例），アムロジピン（2.5〜5 mg/日で経口

投与し，必要に応じ最大用量 10 mg/日まで増量，2,349 例）の 2 群に割り付け。【アウトカム】一次：突然死，脳血管イベント，心イベント，腎イベント，血管イベントの複合。【結果】カンデサルタン群はアムロジピン群に比べ追加併用降圧薬数が有意に多かった（P＜0.001）。両群ともに良好に降圧したが，アムロジピン群はカンデサルタン群に比べ有意に降圧した。一次エンドポイント，二次エンドポイントとも，複合，各イベント，いずれも両群間で有意差は認められなかった。

★ 7　Saxagliptin Assessment of Vascular Outcomes Recorded in Patients with Diabetes Mellitus（SAVOR）-Thrombolysis in Myocardial Infarction（TIMI）53
【対象】16,492 例。2 型糖尿病患者（HbA1c 6.5～12.0%）で，心血管疾患の既往（≧40 歳，アテローム性動脈硬化症による冠・脳・末梢血管イベントの既往），もしくは複数の心血管疾患のリスク因子（男性≧55 歳，女性≧60 歳，脂質異常症・高血圧・現喫煙のいずれか 1 つ以上）を有する。【デザイン】無作為割り付け，プラセボ対照，二重盲検，多施設，intention-to-treat 解析。【介入】サキサグリプチン 5 mg/日（8,280 例），プラセボ（8,212 例）に割り付け。【アウトカム】一次：心血管死亡，非致死性心筋梗塞，非致死性虚血性脳卒中の複合エンドポイント。【結果】血糖は，サキサグリプチン群でプラセボ群に比べ空腹時血糖，HbA1c ともに有意に改善した。一次エンドポイント，二次エンドポイントともに両群間に有意な差は認められなかった。心不全による入院は，サキサグリプチン群で増加した（P=0.007）。

★ 8　Trial Evaluating Cardiovascular Outcomes with Sitagliptin（TECOS）
【対象】14,671 例。50 歳以上の心血管疾患（主要冠動脈疾患，虚血性脳血管疾患，アテローム性末梢血管疾患の既往）を合併した 2 型糖尿病患者。経口血糖降下薬またはインスリン投与下で HbA1c 6.5～8.0%。【デザイン】無作為割り付け，プラセボ対照，二重盲検，多施設，per-protocol 解析，intention-to-treat 解析。【介入】シタグリプチン 100 mg/日（7,332 例），プラセボ（7,339 例）の 2 群に割り付け。【アウトカム】一次：心血管死亡，非致死性心筋梗塞（MI），非致死性脳卒中，不安定狭心症による入院の複合エンドポイント。二次：心血管死亡，非致死性 MI，非致死性脳卒中の複合エンドポイント。【結果】血糖降下薬追加，インスリン治療開始はシタグリプチン群が有意に少なかった（ともに P＜0.001）。一次，二次ともに両群間に有意な差は認められなかった。

8 「用法・用量」に注意しよう

　Evidence based medicine（EBM）には5つのステップ[★1]があり，ステップ2の情報収集で臨床的な疑問に応じた臨床研究論文を検索し，ステップ3ではその批判的吟味を行います。疑問が薬剤による治療介入の場合，扱うのは死亡や重大な疾患発生（例：心筋梗塞などの心血管イベント）などのアウトカムを評価する臨床試験が多くなりますが，薬剤を正しく選択するだけではなく，適切に使用するには薬剤の開発の流れに沿って臨床研究を読むことも大切です。すなわちアウトカムを評価した試験で用いられている薬剤の用法・用量がどんな臨床試験の結果から得られたものか，そしてそれはその患者にとって適切なものかを改めて考察してみることは無駄ではありません。

薬剤開発の過程で行われる数多くの臨床試験の意義

　図8-1に示すように，薬剤の開発においては動物を対象とした非臨床試験ののち薬物動態試験，薬効と薬物動態の関連をみる薬物動態/薬力学試験，用量設定試験，薬物相互作用や特殊病態下での薬物動態などをみる臨床薬理試験などさまざまな臨床試験が行われます。これらの結果から薬効の存在，薬効を呈し安全な用量や相互作用，薬物代謝・排泄，薬物動態に影響する因子などが明らかになってきます[1]。

　これらは将来実際に薬剤を処方するときに極めて重要な情報になりま

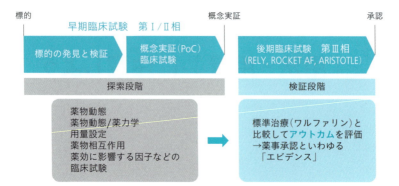

図 8-1　治験と呼ばれる臨床試験にはさまざまな段階があり役割も異なる
Orloff J, et al：The future of drug development：advancing clinical trial design. Nat Rev Drug Discov 8：949-957, 2009, Fig. 1 をもとに筆者作成

す。多剤併用や潜在的不適切処方についても，適切に対処するにはアウトカムを評価する試験だけではなく，この部分を知っておくことが必要です。これら早期臨床試験と呼ばれる試験で薬効が証明され，安全で有効な用量が同定されると，次にこれまでの標準治療との比較試験を行います。これは後期臨床試験，あるいは第Ⅲ相検証的試験（これまでの試験は探索的試験）と呼ばれ，この段階でアウトカム評価を行ったものは臨床的疑問に応じて EBM の批判的吟味の対象になります。ただし，検証的試験と言ってもここまではあくまで薬効を評価するタイプの試験で，一般化には限界もあり，より広い範囲の患者での安全性（時には有効性も）は，承認後の別の形の臨床試験や場合によってはコホート研究でしか評価できないことになります。

薬剤の用法・用量はどこからきているのか

2011 年以降，多くの直接経口抗凝固薬（direct oral anticoagulants：DOACs）が承認になりました。この用法・用量がどのように設定されたのかを調べてみましょう。表 8-1 には添付文書に記載されている用法・用量，半減期，相互作用についてまとめています。半減期とは血中濃度が半分

表 8-1 DOACs のプロファイル

	ダビガトラン	リバーロキサバン	エドキサバン	アピキサバン
阻害ターゲット	IIa	Xa	Xa	Xa
プロドラッグ	○	×	×	×
生物学的利用率（％）	6.5	80〜100	50	60
半減期（時間）	12〜14	8〜11	9〜11	12
腎排泄率（％）	80	36 (66)	40	25
投与回数（／日）	2 回	1 回	1 回	2 回
相互作用	P-gp	3A4/P-gp	P-gp	3A4/P-gp

各薬剤添付文書より筆者作成

になる時間で，これが長ければ長いほど作用は長いと言ってもよいので，半減期の長短は用法すなわち 1 日に 1 回投与か 2 回投与かに影響するはずですね。しかし不思議なことに DOACs 間で半減期はそれほど変わらないのに，1 日 2 回投与と 1 回投与があります。DOACs は抗凝固作用と血中濃度は比較的よく相関することを考えてもおかしいですね。それぞれの根拠となる臨床試験を調べてみましょう。

■ ダビガトランの場合

最初に承認されたダビガトランは，主として安全性を異なる用法で比較した，非弁膜症性心房細動患者を対象に行われた第 II 相試験 PETRO[★2] の結果に基づいています[2]。表 8-2a に示すように 150 mg 1 日 2 回投与に比べて 50 mg 1 日 2 回投与は血栓塞栓症のイベント抑制に劣る可能性があり，300 mg 1 日 2 回投与は重篤な出血のリスクを増す可能性があるとされました。

さらに表 8-2b に示すように，150 mg 1 日 2 回投与は 300 mg 1 日 1 回投与に比べ有効性（脳卒中などのイベント抑制）に優れているものの，重篤な出血のリスクは高い可能性があります[3]。この段階ではあくまで探索的で検証的ではないので症例数やイベント数は少ないのですが，このような結果から 150 mg 1 日 2 回投与を第 III 相試験に用いています。結果として 150 mg 1 日 2 回投与のワルファリンに対しての非劣性，次い

表 8-2 ダビガトランの用量設定
Phase Ⅱ試験 PETRO（a）と PETRO-Ex（b）

a：PETRO

ダビガトラン用量	アスピリン用量（mg）	出血		出血イベントの合計	血栓塞栓症
		重篤な出血	臨床的に重要		
50 mg（1日2回）	0	0	0	3.4%	1（1.7%）
	81	0	4.8%	9.5%	1（4.8%）
	375	0	3.7%	11.1%	0
150 mg（1日2回）	0	0	9%	15%	0
	81	0	5.6%	22.2%	0
	375	0	6.1%	21.2%	0
300 mg（1日2回）	0	0	5.7%	13.3%	0
	81	2.9%	14.7%	32.4%	0
	375	10%	20%	46.7%	0
ワルファリン	0	0	5.7%	17.1%	0

b：PETRO-Ex

ダビガトラン用量	重篤な出血 100 患者/年	脳卒中・全身塞栓症
150 mg（1日2回）	4.2	1.0
300 mg（1日1回）	2.5	2.5

で優越性が証明されて薬事承認されています。

■ リバーロキサバンの場合

　リバーロキサバンに関しては非弁膜症性心房細動患者を対象に行われた第Ⅱ相試験はありません。第Ⅲ相試験の用法・用量の根拠は深部静脈血栓症（deep vein thrombosis：DVT）患者を対象とした2つの試験とされています。しかしまず表 8-3[4])に示したように，10 mg，20 mg，30 mg それぞれ1日2回投与と 40 mg 1日1回投与を比較した研究では現行の用量ではありませんが，1日1回のメリットを理解するのは難しいです。20 mg 1日2回と 40 mg 1日1回を比較すると重篤な出血は変わらず，効果（エコーによる評価）は1日2回投与のほうが優れているように見え

表 8-3 DVT study（静脈血栓塞栓症の治療）における安全性と有効性

12 週での結果	リバーロキサバン				エノキサパリン/ワルファリン (n=109)
	10 mg 1日2回 (n=100)	20 mg 1日2回 (n=98)	40 mg 1日1回 (n=112)	30 mg 1日2回 (n=109)	
改善	53 (53%)	58 (59%)	49 (44%)	62 (57%)	50 (46%)
変化なし	46 (46%)	39 (40%)	63 (56%)	47 (43%)	59 (54%)
悪化	0	0	0	0	0
欠測	1 (1%)	1 (1%)	0	0	0

	リバーロキサバン				エノキサパリン/ワルファリン (n=126)
	10 mg 1日2回 (n=119)	20 mg 1日2回 (n=117)	40 mg 1日1回 (n=121)	30 mg 1日2回 (n=121)	
あらゆる出血イベント	6 (5%)	11 (9.4%)	14 (11.6%)	13 (10.7%)	8 (6.3%)
重篤な出血イベント	2 (1.7%)	2 (1.7%)	2 (1.7%)	4 (3.3%)	0

Agnelli G, et al；ODIXa-DVT Study Investigators：Treatment of proximal deep-vein thrombosis with the oral direct factor Xa inhibitor rivaroxaban（BAY 59-7939）：the ODIXa-DVT（Oral Direct Factor Xa Inhibitor BAY 59-7939 in Patients With Acute Symptomatic Deep-Vein Thrombosis）study. Circulation 116：180-187, 2007, Table 2, 4 より筆者作成

ます。別のやはり DVT 患者を対象にした研究では 20 mg，30 mg，40 mg の 1 日 1 回投与を低分子ヘパリン/ワルファリンと比較していますが，あまり用量反応関係そのものがはっきりせず，この研究の 20 mg 1 日 1 回投与群と表 8-3 の研究の 10 mg 1 日 2 回群の比較を根拠の 1 つとしているようですが，「あらゆる出血イベント」に違いはありそうなものの，これでは 20 mg 1 日 1 回投与に妥当性があるとは言いがたいですね。DVT の患者を対象とすることに関しても厳密には正当化されていません。

　さらに急性冠症候群を対象とした用量設定試験では，表 8-4[5]に示すように明らかに同じ 1 日用量を 2 回に分割して投与したほうが有効性，安全性に優れています。実際次の段階の急性冠症候群を対象としたアウトカムを評価する第Ⅲ相試験では，1 日 2 回投与が採用されています。

表8-4 Einstein-DVT Dose Ranging study（1日1回投与）の結果

	リバーロキサバン			低分子ヘパリン/ワルファリン (n＝101)
	20 mg 1日1回 (n＝115)	30 mg 1日1回 (n＝112)	40 mg 1日1回 (n＝121)	
一次エンドポイントの発生（%）	6.1	5.4	6.6	9.9
95% CI（%）	2.5〜12.1	2.0〜11.3	2.9〜12.6	4.9〜17.5

	リバーロキサバン			低分子ヘパリン/ワルファリン (n＝137)
	20 mg (n＝135)	30 mg (n＝134)	40 mg (n＝136)	
主要安全性評価項目（%）	8（5.9）	8（6.0）	3（2.2）	12（8.8）
5% CI	2.6〜11.3%	2.6〜11.4%	0.5〜6.3%	4.6〜14.8%
重篤な出血，n（%）	1（0.7）	2（1.5）	0（0.0）	2（1.5）
重篤ではないが臨床的に問題となる出血，n（%）	7（5.2）	6（4.5）	3（2.2）	10（7.3）
あらゆる出血，n（%）	31（23.0）	29（21.6）	29（21.3）	38（27.7）

Buller HR, et al：A dose-ranging study evaluating once-daily oral administration of the factor Xa inhibitor rivaroxaban in the treatment of patients with acute symptomatic deep vein thrombosis：the Einstein-DVT Dose-Ranging Study. Blood 112：2242-2247, 2008, Table 2, 3 より一部抜粋

いくらこの用法・用量を用いた第Ⅲ相試験で非劣性を証明できたとは言え，臨床薬理学的なその根拠ははっきりしません。

■ エドキサバンの場合

　エドキサバンの開発に際しては，非弁膜症性心房細動患者を対象とした第Ⅱ相用量設定試験が行われています。表8-5[6]に示すように30 mg 1日1回，1日2回，60 mg 1日1回，1日2回をワルファリンと比較しています。1日総投与量60 mgを1回で投与すると，2回に分けるよりも出血性イベントが少ないが心血管イベントはやや多い，という結果ですが，安全性をより重視したのか60 mg 1日1回投与が選択されました。もちろんこのような用量設定を目的とした第Ⅱ相試験は安全性により焦点が絞られ，心血管イベントの数そのものが少なく，その差を議論することは難しいかもしれません。

表 8-5　非弁膜症性心房細動患者におけるエドキサバンの用量設定試験

	30 mg 1日1回	30 mg 1日2回	60 mg 1日1回	60 mg 1日2回	ワルファリン
出血性イベント	5.5%	12.7%	7.3%	18.3%	8%
大出血		5	1	6	1
心血管系イベント	1.7%	2.5%	4.3%	1.1%	2.4%
最高血中濃度 (ng/mL)	84.9	115	173	221	―
最低血中濃度 (ng/mL)	10.3	39.6	21.2	75.7	―

Weitz JI, et al：Randomised, parallel-group, multicentre, multinational phase 2 study comparing edoxaban, an oral factor Xa inhibitor, with warfarin for stroke prevention in patients with atrial fibrillation. Thromb Haemost 104：633-641, 2010 および医薬食品局審査管理課：審議結果報告書（2014年9月11日），2014 をもとに筆者作成

表 8-6　アピキサバンの用量設定

用量	5 mg 1日1回	10 mg 1日1回	20 mg 1日1回	2.5 mg 1日2回	5 mg 1日2回	10 mg 1日2回
静脈血栓塞栓イベント	11.3%	12.4%	8.2%	9.9%	4.8%	5.5%
大出血	2.6%	0.6%	3.3%	0%	2.6%	2.6%
小出血	0.7%	5.8%	6.6%	3.9%	7.2%	6.6%

1日1回投与に比べ同量を2回で投与すると最低血中濃度は高く，最高血中濃度は低くなる．最低血中濃度が高いほうが血栓塞栓イベントのリスクは低く，出血イベントのリスクは高い．

Lassen MR, et al：The efficacy and safety of apixaban, an oral, direct factor Xa inhibitor, as thromboprophylaxis in patients following total knee replacement. J Thromb Haemost 5：2368-2375, 2007, Table 2, 3 をもとに筆者作成

■ アピキサバンの場合

　アピキサバンはこれも発症数は多くありませんが，全人工膝関節置換術（total knee replacement）術後の静脈血栓塞栓症発症を指標として用法・用量を比較しています．表 8-6[7]に示すように，10 mg 1 日 1 回と比較して静脈血栓塞栓症のリスクは 5 mg 1 日 2 回投与のほうが低いようですが，重篤な出血ははっきりとした用法・用量との関連がありません．結局アピキサバンは有効性からの選択のようです．その後日本で行われた第Ⅱ相試験 Apixaban for Reduction in Stroke and Other Thromboembolic Events in Atrial Fibrillation-J（ARISTOTLE-J）[★3]では，2.5 mg および 5 mg 1 日 2 回 12 週間投与で重篤な出血は発生していないようです[8]．

結局患者数の少ない第Ⅱ相試験では定量的な有効性の指標がない薬剤の場合，少ないイベントで評価せざるを得ず，また心房細動患者での第Ⅱ相試験を行うことそのものも困難であることから，薬物動態プロファイルは似ていても用法の違いが生じたのだと推察できます。したがって非常に強固な「エビデンス」に支えられたものではないことに注意すべきです。このように臨床試験論文を読むとき，第Ⅲ相アウトカム評価試験のみならず用量設定試験にも関心を持ち，承認された用法・用量の背景を理解することで，より適切な薬物療法ができるのではないかと考えています。

文献

1) Orloff J, et al：The future of drug development：advancing clinical trial design. Nat Rev Drug Discov 8：949-957, 2009 ［PMID：19816458］
2) Ezekowitz MD, et al：Dabigatran with or without concomitant aspirin compared with warfarin alone in patients with nonvalvular atrial fibrillation（PETRO Study）. Am J Cardiol 100：1419-1426, 2007 ［PMID：17950801］
3) Nagarakanti R：Long-Term Open Label Extension of the Prevention of Embolic and Thrombotic Events on Dabigatran in Atrial Fibrillation（PETRO-Ex study）. Circulation 118：S_922, 2008
4) Agnelli G, et al；ODIXa-DVT Study Investigators：Treatment of proximal deep-vein thrombosis with the oral direct factor Xa inhibitor rivaroxaban（BAY 59-7939）：the ODIXa-DVT（Oral Direct Factor Xa Inhibitor BAY 59-7939 in Patients With Acute Symptomatic Deep-Vein Thrombosis）study. Circulation 116：180-187, 2007 ［PMID：17576867］
5) Buller HR, et al：A dose-ranging study evaluating once-daily oral administration of the factor Xa inhibitor rivaroxaban in the treatment of patients with acute symptomatic deep vein thrombosis：the Einstein-DVT Dose-Ranging Study. Blood 112：2242-2247, 2008 ［PMID：18621928］
6) Weitz JI, et al：Randomised, parallel-group, multicentre, multinational phase 2 study comparing edoxaban, an oral factor Xa inhibitor, with warfarin for stroke prevention in patients with atrial fibrillation. Thromb Haemost 104：633-641, 2010 ［PMID：20694273］
7) Lassen MR, et al：The efficacy and safety of apixaban, an oral, direct factor Xa inhibitor, as thromboprophylaxis in patients following total knee replacement. J Thromb Haemost 5：2368-2375, 2007 ［PMID：17868430］
8) Ogawa S, et al：Safety and efficacy of the oral direct factor xa inhibitor apixaban in Japanese patients with non-valvular atrial fibrillation. -The ARISTOTLE-J study-. Circ J 75：1852-1859, 2011 ［PMID：21670542］

★1 EBMの5つのステップ
　　ステップ1：疑問（問題）の定式化，ステップ2：情報収集，ステップ3：情報の批判的吟味，ステップ4：情報の患者への適用，ステップ5：ステップ1〜4のフィードバック

★2 Prevention of Embolic and Thrombotic Events in Patients with Persistent Atrial Fibrillation（PETRO）
　　【対象】502例。非弁膜症性心房細動患者。【デザイン】第Ⅱ相試験。無作為割り付け，盲検化。【介入】ダビガトラン50 mg，150 mg，300 mg×2回/日の単独およびアスピリン81 mg，325 mgとの併用，またはワルファリンを12週間投与。【アウトカム】D-ダイマー，尿中11-デヒドロトロンボキサンB_2（DTB_2），肝機能。【結果】主要な出血は，ダビガトラン300 mg×2回/日＋アスピリン群に限定され，ダビガトラン単独群より有意に多かった。総出血事象は，ダビガトラン300 mg群および150 mg群でダビガトラン50 mgと比較し有意に多かった。血栓塞栓事象は，50 mgダビガトラン投与群に限られていた。ダビガトランとワルファリンの最高用量はD-ダイマー濃度を抑制した。ダビガトラン投与群で臨床的に問題となる肝機能以上は認められなかった。

★3 Apixaban for Reduction in Stroke and Other Thromboembolic Events in Atrial Fibrillation-J（ARISTOTLE-J）
　　【対象】222例。脳卒中リスクを1つ以上有する20歳以上の非弁膜症性心房細動患者。【デザイン】第Ⅱ相試験。無作為割り付け，二重盲検（アピキサバン），オープン（ワルファリン），多施設，intention-to-treat解析。【介入】アピキサバン2.5 mg×2回/日（74例），5 mg×2回/日（74例），ワルファリン（74例）の3群に割り付け。ワルファリン投与例は登録からランダム化までの観察期間にPT-INR＜2.0を達成するように用量調整，あるいは投与中止。【アウトカム】一次：大出血，臨床的に意味のある出血の複合。二次：一次を構成する各エンドポイント。有効性のエンドポイント：脳卒中および全身性塞栓症の複合，脳卒中，全身性塞栓症，総死亡の複合，心筋梗塞および総死亡の複合。【結果】一次：3群間に差はなかった。ワルファリン群でくも膜下出血1例，脳梗塞2例発生。死亡例は両群ともなかった。有害イベントで最も多かったのは鼻咽頭炎であった。

第 4 章

臨床試験の
エンドポイントを読む

9 「打率や防御率で得点を補正」していないか

エンドポイントは大切なルールである

　臨床試験の結果を読むと，大抵「〇〇（薬剤）で心筋梗塞リスクが××％減少した」という書き方がされていますね．この場合，「心筋梗塞」が"エンドポイント"です．臨床試験では，通常この「エンドポイントが発生するまでの時間」を比較します．これは臨床試験のルールなのです．

■ エンドポイントの意味を野球から考えてみる

　図9-1は，2017年度のセントラル・リーグの開幕カードで，両チーム合わせて9回までに27四死球という困った試合の結果です．この試合，ヒット数では阪神タイガースが上回りましたが，得点は9-8で広島カープの勝ちです．言ってみれば，得点というエンドポイントで判定して広島の勝ち，ということです．野球のルールでは，何人本塁に帰ったかで勝敗を決めるようになっていますから，ヒット数やエラー数，奪三振率などでは決まりませんし，得点の上にヒット数をなんらかの形で加えて評価したりすることはありません．ましてや打率や相手投手の防御率で得点を補正することなど絶対にありません．

　ただ，残念ながら過去には「打率や防御率で得点を補正する」ような臨床試験もありました．Valsartan Antihypertensive Long-term Use Evaluation

	1	2	3	4	5	6	7	8	9	10	計	安	失
阪神	4	2	0	0	0	2	0	0	0	0	8	11	4
広島	3	0	0	0	2	2	1	0	0	1X	9	10	1

図 9-1 野球におけるエンドポイント

trial（VALUE）（58頁）はハイリスクの高血圧患者でバルサルタンとアムロジピンを比較した試験で，一次エンドポイント（心イベント）は差がありませんでしたが，心筋梗塞ではバルサルタン群で 19%，脳卒中で有意差はありませんが 15% リスクが高くなるという結果でした[1]。

　この試験では血圧に差が生じたのですが，ランダム化比較試験（Randomized controlled trial：RCT）でありながらそれを「補正」した研究が報告されています。うまく血圧がコントロールされなかった患者を除いたり，血圧で「補正」したりすると，なんと患者全体のオリジナルの解析と異なり脳卒中や心筋梗塞では差がなくなってしまいます。もちろんこんな解析はまがいものですが，一時は「REAL VALUE」と称して随分宣伝に使われていました。

　しかし，ヒット数や打率もある状況下では重要な数値になります。例えば，あるトレーニング法を取り入れたとき，最終的にはチームが勝つことが目標ですが，たとえ敗れたとしてもチームの打率が上がればその方法は間違っていないかもしれません。つまり，野球における得点は"真のエンドポイント"であり，打率などは参考資料ないしは"代替のエンドポイント"（サロゲートマーカーとも言います）ということになります。これには，"真のエンドポイント"である得点をある程度予測できるもの，という意味と，打率や長打力などの工夫が得点というエンドポイントを改善できるかもしれないという意味があります。

■ 変わってきたエンドポイント

　動脈硬化性疾患領域の臨床試験では，概ね"真のエンドポイント"とは死亡，心筋梗塞，脳卒中を意味していました。しかし最近では心筋梗塞や脳卒中ではなかなか差がつかず，先述した Systolic Blood Pressure

Intervention Trial（SPRINT）（51頁）やEMPA-REG OUTCOME [★1] のように，心不全の発症や悪化による入院で差が生じている場合もあります。今後はエンドポイントの設定も再考する必要があるかもしれません。

　慢性疾患では診療の指標が必要であることと，薬剤の開発の必要性から，そのリスクを予測し介入による予後の改善が図れる"代替のエンドポイント"として，動脈硬化性疾患では血圧，血糖，血中脂質のほか，最近ではより生物学的に動脈硬化と関連が強いマーカーとして，内膜中膜厚（intima media thickness：IMT）あるいは血管内皮機能が臨床試験に用いられることもあります。これらが妥当性を有するには予後との強い関連や改善の度合いと予後の改善の定量的な相関，方法論的には再現性や測定の簡便性などについて十分検討されている必要がありますが，どれも完全ではなく，ここに動脈硬化性疾患の薬剤の開発や診療の難しさがあると思います。

　また，心不全患者での臨床試験では原則として死亡リスクを減らしたかどうかが問われますが，ある種の代替エンドポイントである「心不全悪化による入院」と合わせて評価されることがあります。例えば，入院は減らすが死亡は減らさないという治療介入をどう考えるか，難しいところです。

「心血管イベント」の多様性と複合エンドポイント

　論文を読み，結果を診療に使おうとするとき，エンドポイントがどのように定義されているかを把握することは大切です。しかし，最近の臨床試験ではこれが案外厄介です。

　動脈硬化性疾患で言えば，例えば「心血管イベント（cardiovascular events）」というエンドポイントがあります。これは脳卒中や心筋梗塞のみを指すのならいいのですが，必ずしもそうではありません。

　「2　アブストラクトと図の斜め読みはあぶない」で述べましたが（9頁），英国でのWest of Scotland Coronary Prevention Study（WOSCOPS）（9頁)[2]と日本のManagement of Elevated Cholesterol in the primary prevention Group of Adult Japanese (MEGA) study (9頁)³⁾はともに「冠動脈疾患」をエンドポイントとしていますが，その内容はまったく異なります．前者は「非致死性心筋梗塞および冠動脈疾患による死亡」，後者は「心筋梗塞」のみならず「狭心症」「経皮的冠動脈インターベンション (percutaneous coronary intervention：PCI)＋冠動脈バイパス術 (coronary artery bypass grafting：CABG)」です．

一般に，欧米のスタチン系薬剤の臨床試験は，「スタチン系薬剤投与による low-density lipoprotein (LDL) コレステロール値の低下により，心筋梗塞が減少する」という仮説を証明するための試験だったわけですから，エンドポイントは「心筋梗塞」になります．降圧治療は致死性，非致死性の脳卒中および心筋梗塞の予防を第一の目的にしているので，降圧薬の臨床試験ではこれらがエンドポイントとなります．ではなぜ，狭心症や PCI/CABG は主要評価項目として評価されていないのでしょうか？ あるいはなぜ日本の MEGA study ではそれらをエンドポイントとして組み合わせたものを使用しているのでしょうか？

最近，日本でも多くの心血管系臨床試験が実施され，『Journal of American Medical Association (JAMA)』などの主要医学雑誌に掲載されることも増えてきました．これらの試験のエンドポイントを見ると，「狭心症の悪化による入院」「心不全での入院」など MEGA study 同様にいくつかのエンドポイントを組み合わせたものが使用されています．欧米における臨床試験でも"主要心血管イベント (major adverse cardiovascular events：MACE)"として組み合わせたエンドポイント（複合エンドポイント）が使用される試験が徐々に増えています．しかし，実はこの複合エンドポイントこそが，臨床試験の解釈と診療への応用を難しくしているのです．

複合エンドポイントは客観性と重要性が異なる項目で構成されている

■ エンドポイントの違い

「死亡」「心筋梗塞」「脳卒中」といったエンドポイントと，「狭心症」「PCI/CABG」「心不全の悪化」「心不全や狭心症による入院」「一過性脳

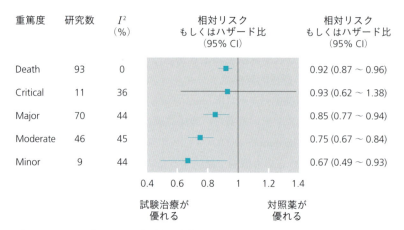

図 9-2 エンドポイントの重要性と治療介入の効果

『The New England Journal of Medicine』(NEJM) などの主要医学雑誌に掲載された,心血管系 RCT のエンドポイントの重要性と治療介入効果の関連。より重篤なエンドポイント（死亡,心筋梗塞など,図での Death, Critical, Major）は発症数も少なく,治療介入効果も低い。重要性の低いエンドポイント（狭心症の悪化など,図では Moderate および Minor）ほど発症は多く,治療効果も高いと報告されている。対照群の発症率は Death 3.3%, Critical 3.3%, Major 3.7%, Moderate 12.3%, Minor 8.0%。

Ferreira-González I, et al：Problems with use of composite end points in cardiovascular trials：systematic review of randomised controlled trials. BMJ 334：786, 2007, Fig. 2 より改変

虚血発作（transient ischemic attack：TIA）」のようなエンドポイントでは何が異なるのでしょうか？ それは,定義,診断の厳密さと客観性の問題,それから患者にとっての重要性（重篤度）だと思います。つまり,前者は重篤で患者・医師双方にとって重要であり,客観的に判定しやすいエンドポイントと言えます。一方,後者は主観が混じるため,厳密な判定が難しく,そもそも定義が難しいエンドポイントで,重要性も前者に比較すると低いのです。前者をハードエンドポイント,後者をソフトエンドポイントと呼ぶこともあります。

■ 客観性,重要性が低いエンドポイントほどよく発生する

問題は,客観性,重要性が低いエンドポイントほどよく発生し,介入試験においてはそれで差がつくことが多いということです（図 9-2）[4]。最近発表になった proprotein convertase subtilisin/kexin type 9（PCSK9）の臨

表9-1 Sabatineらの研究における主なエンドポイント

	エボロクマブ	プラセボ	ハザード比 （95%CI）
複合一次 エンドポイント	1,344人（9.8%）	1,563人（11.3%）	0.85（0.79〜0.92）
総死亡	444（3.2）	426（3.1）	1.04（0.91〜1.35）
心血管死亡	251（1.8）	240（1.7）	1.05（0.88〜1.25）
心筋梗塞	468（3.4）	639（4.6）	0.73（0.65〜0.82）
脳卒中	207（1.5）	262（1.9）	0.79（0.66〜0.95）
不安定狭心症 による入院	236（1.7）	239（1.7）	0.99（0.82〜1.18）
冠動脈血行再建	759（5.5）	965（7.0）	0.78（0.71〜0.86）

Sabatine MS, et al：FOURIER Steering Committee and Investigators：Evolocumab and Clinical Outcomes in Patients with Cardiovascular Disease. N Engl J Med 376：1713-1722, 2017, Table 2 より一部引用

　床試験は二次予防試験ですが，一次エンドポイントは「心血管死亡」「心筋梗塞」「脳卒中」「不安定狭心症による入院」「冠動脈血行再建」という重篤度の異なる複合エンドポイントとして構成されています[5]。この研究ではPCSK9による心筋梗塞や脳卒中のリスク減少は認められましたが，二次予防試験なのに重篤な心血管死亡，総死亡リスクは減少しておらず，やはり冠動脈血行再建が最も多く発生し，リスク減少の度合いも大きいようです（表9-1）。このようなエンドポイントで生じた臨床試験での"大きな差"が実際診療を行ううえでどのような意味を持つのか，解釈は難しいですね。

　「心不全の悪化」の重篤度は高いですし，先に述べたように冠動脈インターベンションの発達により冠動脈疾患の予後が改善していると推定される現代では，心不全の予防，悪化についての臨床研究は重要です。しかし，「悪化」という診断の材料は基本的に症状が主体で，客観的な評価が困難です。したがって，比較的短期間で評価する早期臨床試験では脳性ナトリウム利尿ペプチド（brain natriuretic peptide：BNP）が指標として用いられますし，アウトカムを評価する長期の臨床試験では，総死亡が有効性の評価に用いられます。

また，PCI/CABG といった治療介入，入院という判断はよほど基準を厳密にしない限り，評価の対象になりにくいと思います。そもそも「入院リスク」や「治療介入を受けざるを得ないリスク」を Cox の比例ハザードモデルで解析してよいのか，疑問が残りますね。

　次項も「複合エンドポイント」を用いた試験の解釈に関するさまざまな落とし穴を解説します。

文 献

1) Weber MA, et al：Blood pressure dependent and independent effects of antihypertensive treatment on clinical events in the VALUE Trial. Lancet 363：2049-2051, 2004［PMID：15207957］
2) Shepherd J, et al；West of Scotland Coronary Prevention Study Group：Prevention of coronary heart disease with pravastatin in men with hypercholesterolemia. N Engl J Med 333：1301-1307, 1995［PMID：7566020］
3) Nakamura H, et al；MEGA Study Group：Primary prevention of cardiovascular disease with pravastatin in Japan（MEGA Study）：a prospective randomised controlled trial. Lancet 368：1155-1163, 2006［PMID：17011942］
4) Ferreira-González I, et al：Problems with use of composite end points in cardiovascular trials：systematic review of randomised controlled trials. BMJ 334：786, 2007［doi：10.1136/bmj.39136.682083.AE］［PMID：17403713］
5) Sabatine MS, et al：FOURIER Steering Committee and Investigators：Evolocumab and Clinical Outcomes in Patients with Cardiovascular Disease. N Engl J Med 376：1713-1722, 2017［PMID：28304224］

★1　EMPA-REG OUTCOME

【対象】7,020 例。18 歳以上で心血管疾患のある 2 型糖尿病患者［BMI≦45 kg/m^2，推算糸球体濾過量（eGFR）≧30 mL/分/1.73 m^2，ランダム化前に 12 週間血糖降下薬を服用せず HbA1c が 7.0% 以上 9.0% 未満，または 12 週間安定血糖降下治療を実施下で HbA1c 7.0% 以上 10.0% 未満］。【デザイン】無作為割り付け，プラセボ対照，二重盲検，多施設, modified intention-to-treat 解析。【介入】2 週間の run-in 期間後，エンパグリフロジン（10 mg/日），エンパグリフロジン（25 mg/日），プラセボの 3 群に割り付け。ランダム化後 12 週間は治療薬を変更せず（空腹時血糖＞240 mg/dL の症例のみ強化治療を許可），以後はガイドラインに準じた血糖降下薬の調節を奨励。エンパグリフロジン 10 mg/日群と 25 mg/日を統合してプラセボ群に対する非劣性を検証後，優越性を検証。【アウトカム】一次：心血管疾患死，非致死性心筋梗塞，非致死性脳卒中の複合エンドポイント。二次：一次＋不安定狭心症による入院。【結果】一次：発症率は，エンパグリフロジン群が有意に低かった（ハザード比：0.86, 95%CI：0.74〜0.99, 非劣性の P＜0.001, 優越性の P＝0.04）。総死亡率，心血管疾患による死亡率，心不全による入院が有意に低かった。エンパグリフロジンの用量による違いはない。二次：群間差は認められなかった。

10 エンドポイントの設定では検出力が重視される

　前項では複合エンドポイントとその問題点についてお話ししました。明瞭なエンドポイントを初めから設定すればよいのに，このような複合エンドポイントを使わざるを得ない理由は何でしょうか？「7　RCTも観察研究も，臨床における精密なナビゲーターではない」（54頁）において，最近の高血圧臨床試験はハイリスク患者を対象にしたものばかりで日常診療への応用がなかなか難しいことをお話ししたと思います。その理由としては，ハイリスクでなければエンドポイントである心血管イベント（脳卒中や心筋梗塞）が起こりにくいので試験自体が成立しないこと，その薬剤がリスク減少に優れていたとしても，その結果だけでは「統計学的な差」を検出できないことが挙げられます。

　複合エンドポイントを設定するのも同じ理由からです。心筋梗塞や脳卒中が，薬の効果を検出できるほど頻繁に起こらないのであれば，エンドポイントとなる疾患を増やせばよい，という考え方です。新薬によって，500人の心筋梗塞が400人に減ることを証明したいけれど，心筋梗塞はそれほど起こらないから，狭心症の悪化や悪化による入院，経皮的冠動脈インターベンション/冠動脈バイパス術などを足して500人にしたいということなのです。これ以外に，客観性，重要性に劣るエンドポイントを混ぜる意味は考えられません。

　もちろん理想的な臨床研究をいつでもデザインできるわけではなく，このようなエンドポイントを設定せざるを得ない場合もあると思いま

す. しかし, その限界や問題点を知っておくことは必要です.

複合エンドポイントは重要なものでは差がつかない？

複合エンドポイントが有意に減少していたとしても, その結果は本当にその薬剤や治療自体の評価を示しているのでしょうか？ しかも, そのうち重篤度, 重要性で劣るエンドポイントがたくさん発生し, それで大きな差がついていたとしたら, その結果から何を患者の治療に応用すべきでしょうか？

図 10-1 は, すでに misconduct された研究として retraction された JIKEI HEART STUDY [★1] という研究の結果で, 心疾患（心不全, 冠動脈疾患）を持つ高血圧患者, 持たない高血圧患者においてバルサルタンの投与群, 非投与群に割り付け, 予後を評価したものです[1]. エンドポイントは, 「脳卒中／一過性脳虚血発作（transient ischemic attack：TIA）による入

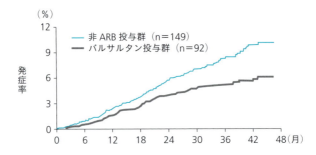

発症リスク数									
バルサルタン投与群	1,541	1,504	1,441	1,257	1,092	855	689	368	368
非 ARB 投与群	1,540	1,502	1,447	1,262	1,075	835	657	344	343

図 10-1　JIKEI HEART STUDY における一次エンドポイントの累積発症率を示すカプランマイヤー曲線

バルサルタン投与群では非投与群と比較して, 一次複合心血管エンドポイントの発症リスクを 39% 抑制した.

Mochizuki S, et al, Jikei Heart Study group：RETRACTED：Valsartan in a Japanese population with hypertension and other cardiovascular disease（Jikei Heart Study）：A randomised, open-label, blinded endpoint morbidity-mortality study. Lancet 369：1431-1439, 2007, Fig. 4 より改変

院」「心筋梗塞」「狭心症による入院」「うっ血性心不全による入院」「解離性大動脈瘤」「血清クレアチニン値の倍化」「透析への移行」という複合エンドポイントです。

このカプランマイヤー曲線（図10-1）を見ると，バルサルタンの投与により心血管イベントリスクは約40％低下していますね。これを見ると，バルサルタンを使えば脳卒中や心筋梗塞が激減するかのような印象を持ちます。

しかし，それぞれのエンドポイントをよく見てみましょう。表10-1にあるように，まず「心筋梗塞」の発症はまったく減少していません。しかし驚くべきことに，「狭心症発症または悪化による入院」リスクは約1/3に，「うっ血性心不全発症または悪化による入院」リスクは1/2に減少しています。つまり，カプランマイヤー曲線はそのような客観性，重篤度がやや低いエンドポイントがたくさん発生したことにより差がついていると考えられます。

「心筋梗塞」と同様，「心血管イベント」による死亡者数，総死亡者も減少していません。これは，前項で引用したFerreira-Gonzálezらの論文にも書かれているように[2]，他の複合エンドポイントを用いた研究と同様の結果です。「狭心症発症または悪化による入院」が，もし将来の心筋梗塞や心血管イベントによる死亡を予測できるのであれば一種の代替エンドポイントとなりますが，それは現時点では証明されていません。

脳卒中の発症も確かに減少していますが，バルサルタン投与群では使用できる降圧薬が1つ多く，経過中の血圧にも差があるので，この結果を薬剤に特異的な効果と見るのは困難です。したがって，本研究では，たとえこの心血管イベントが正しく実施された研究の結果であったとしても，心血管の予後において図10-1に示されているような著明な差があるとは言えないのではないでしょうか。

腎臓病のアウトカムでも複合エンドポイントが多い

慢性腎臓病，特に糖尿病性腎症患者を対象とした臨床試験や付随的解

表 10-1 JIKEI HEART STUDY における一次複合エンドポイントの内訳と死亡率

エンドポイント	バルサルタン		非 ARB 投与		ハザード比 (95%CI)	P 値
	発症数 (%)	/1000 人/年	発症数 (%)	/1000 人/年		
一次複合エンドポイント	92 (6.0%)	21.3	149 (9.7%)	34.5	0.61 (0.47〜0.79)	0.0002
脳卒中 (TIA を含む)	29 (1.9%)	6.7	48 (3.1%)	11.1	0.60 (0.38〜0.95)	0.0280
脳卒中 (TIA を含まない)	25	—	43	—	—	—
心筋梗塞	17 (1.1%)	3.9	19 (1.2%)	4.4	0.90 (0.47〜1.74)	0.7545
狭心症発症または悪化による入院	19 (1.2%)	4.4	53 (3.4%)	12.3	0.35 (0.20〜0.58)	0.0001
うっ血性心不全発症または悪化による入院	19 (1.2%)	4.4	36 (2.3%)	8.3	0.53 (0.31〜0.94)	0.0293
総死亡	28 (1.8%)	6.5	27 (1.8%)	6.3	1.09 (0.64〜1.85)	0.7537
「心血管イベント」による死亡	9 (0.6%)	2.1	9 (0.6%)	2.1	1.03 (0.41〜2.60)	0.9545

エンドポイントの差に貢献しているのは脳卒中の発症，狭心症発症，悪化による入院，心不全の発症，悪化による入院である．心筋梗塞や致死的イベント，総死亡率には差が見られない．

Mochizuki S, et al；Jikei Heart Study group：RETRACTED：Valsartan in a Japanese population with hypertension and other cardiovascular disease (Jikei Heart Study)：A randomised, open-label, blinded endpoint morbidity-mortality study. Lancet 369：1431-1439, 2007, Fig. 3 より一部抜粋

析も多く報告されています．しかしこれらのアウトカムも複合エンドポイントである場合が多いと思います．

図 10-2 は，sodium-glucose cotransporter (SGLT) 2 阻害薬であるエンパグリフロジンの心血管イベント発生に関する安全性を評価した EMPA-REG OUTCOME (80 頁) の腎臓アウトカムについての附随的解析です[3]．エンパグリフロジンは腎関連イベント発生リスクを 40% 近く "劇的に" 減少させていますが，複合エンドポイントであり，構成されたそれぞれのエンドポイントを見ておいたほうがよいと思います．

表 10-2 に示すように，本研究のエンドポイントは「透析導入」「腎

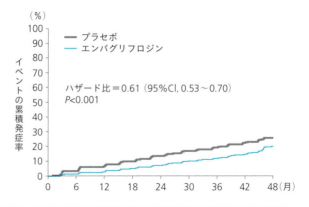

図 10-2　EMPA-REG OUTCOME における腎症の発症または悪化

Wanner C, et al：EMPA-REG OUTCOME Investigators：Empagliflozin and Progression of Kidney Disease in Type 2 Diabetes. N Engl J Med 375：323-334, 2016, Fig. 2 より改変

移植」というイベントと「マクロアルブミン尿の出現」「血清クレアチニン値の倍化」「推定 GFR 値（estimated glomerular filtration rate）45 mL/分/1.73 m^2 以下」で構成されており，これらを統合して time to event として評価することは何か不自然ですね．そして重篤なイベントである透析導入および腎移植はほとんど発生していません．もちろんこの研究の目的は末期腎疾患の発症を評価するものではありませんが，重篤度の異なるエンドポイントが混在していること，本来連続変数である予後を無理やり二元化して評価していることなど，その複合には問題があると思います．どうやって解釈したらよいかもわかりません．

心不全での脳性ナトリウム利尿ペプチド（brain natriuretic peptide：BNP）のように連続変数をアウトカムとする研究そのものは必要です．腎臓病においても血清クレアチニン値や推定 GFR 値，蛋白尿を指標にした研究は薬剤の開発においてもどこかで必要だと思います．しかし，これらの差が確実に透析導入への進展を強く予測できるかどうかも明らかではないですし，やはりこのような真のアウトカムを評価するための研究で

表 10-2　EMPA-REG OUTCOME における腎関連アウトカム

エンドポイント	エンパグリフロジン		プラセボ	
	発症数/対象者数（%）	/1,000人/年	発症数/対象者数（%）	/1,000人/年
腎機能の悪化/心血管死	675/4,170 (16.2)	60.7	497/2,102 (23.6)	95.9
腎機能の悪化	525/4,124 (12.7)	47.8	388/2,061 (18.8)	76.0
マクロアルブミン尿の出現	459/4,091 (11.2)	41.8	330/2,033 (16.2)	64.9
推定 GFR 45 mL/分/1.73 m^2 以下への低下を合併する血清クレアチニンの倍化	70/4,645 (1.5)	5.5	60/2,323 (2.6)	9.7
透析導入/移植	13/4,687 (0.3)	1.0	14/2,333 (0.6)	2.1
推定 GFR 45 mL/分/1.73 m^2 以下への低下を合併する血清クレアチニンの倍化，透析導入，腎疾患による死亡	81/4,645 (1.7)	6.3	71/2,323 (3.1)	11.5
ベースラインのアルブミン値が正常の患者におけるアルブミン尿	1,430/2,779 (51.5)	252.5	703/1,374 (51.2)	266.0

Wanner C, et al：EMPA-REG OUTCOME Investigators：Empagliflozin and Progression of Kidney Disease in Type 2 Diabetes. N Engl J Med 375：323-334, 2016, Fig. 2 より筆者作成

は真のアウトカムで評価してほしいです。

薬剤の効果が一貫していない

　表 10-3 は，バルサルタン投与群とアムロジピン投与群をハイリスク高血圧患者において比較した Valsartan Antihypertensive Long-term Use Evaluation（VALUE）（58頁）の結果です[4]。一次エンドポイントは「心イベント」であり，心不全発症と心血管死，心筋梗塞の複合です。結果を見ると，「心イベント」としては両群間に差はありません。しかし個々のエンドポイントを見ると，心不全の新規発症はバルサルタン投与群でリスクが低く，心筋梗塞の発症リスクはアムロジピン投与群で低いのです。

表 10-3　VALUE における一次エンドポイントとその内訳

	バルサルタン	アムロジピン	ハザード比	P 値
一次複合エンドポイント （複合心イベント）	810（10.6%）	789（10.4%）	1.04 (0.94〜1.15)	0.49
心筋梗塞	369（4.8%）	313（4.1%）	1.19 (1.02〜1.38)	0.02
心不全	354（4.6%）	400（5.3%）	0.89 (0.77〜1.03)	0.12

一次複合エンドポイントは両群間で差はないが，よく見るとそれを構成する心筋梗塞リスクはアムロジピン投与群で有意に低く，心不全リスクは統計学的に有意ではないが，バルサルタン投与群で低い傾向にある．

Julius S, et al：The VALUE trial group：Outcomes in hypertensive patients at high cardiovascular risk treated with regimens based on valsartan or amlodipine：the VALUE randomised trial. Lancet 363：2022-2031, 2004, Table より改変

　これらを複合すると一見差がないように見えますが，薬剤の効果はエンドポイントによって異なっていることが明らかです．これでは複合エンドポイントの意味がありませんね．逆に言えば，一貫して複合エンドポイント全体の発症リスクを下げる可能性があるからこそ複合にするわけで，薬剤の効果に一貫性がなければ，複合は正当化されないと思います．

　実際，VALUE の仮説は「脳卒中リスクは血圧に依存するので，バルサルタン 160 mg/日とアムロジピン 10 mg/日では（血圧差がないと予想されるので）差はないが，心筋梗塞と心不全は達成血圧が同じでもバルサルタンでリスクが低い」だったのです．心不全においては統計学的には有意ではないものの，この仮説がある程度当てはまりましたが，心筋梗塞については証明できなかったことになります．このことについて，あくまで一次エンドポイントにこだわって差がないと考えるのは正しくないと思います．このように，検出力を考慮して複合エンドポイントを設定しても，薬剤のリスク減少作用がエンドポイントによって異なるのなら，その複合そのものが正当化されないことになります．

文献

1) Mochizuki S, et al, Jikei Heart Study group：RETRACTED：Valsartan in a Japanese population with hypertension and other cardiovascular disease (Jikei Heart Study)：A randomised, open-label, blinded endpoint morbidity-mortality study. Lancet 369：1431-1439, 2007 ［PMID：17467513］（RETRACTED ARTICLE）
2) Ferreira-González I, et al：Problems with use of composite end points in cardiovascular trials：systematic review of randomised controlled trials. BMJ 334：786, 2007 ［doi：10.1136/bmj.39136.682083.AE］［PMID：17403713］
3) Wanner C, et al；EMPA-REG OUTCOME Investigators：Empagliflozin and Progression of Kidney Disease in Type 2 Diabetes. N Engl J Med 375：323-334, 2016 ［PMID：27299675］
4) Julius S, et al；The VALUE trial group：Outcomes in hypertensive patients at high cardiovascular risk treated with regimens based on valsartan or amlodipine：the VALUE randomised trial. Lancet 363：2022-2031, 2004 ［PMID：15207952］

★ 1　JIKEI HEART STUDY
【対象】3,081 例。20～79 歳。高血圧（3 か月以上前に診断され降圧薬服用中），冠動脈疾患（既往あるいは血管造影で＞75％の狭窄が 1 か所以上見られ典型的な症状に基づき新規に診断），心不全（長期にわたる低左室駆出率に基づく診断による NYHA Ⅱ～Ⅳ度），拡張不全，あるいはこれらの合併症例。【デザイン】PROBE 法，多施設，intention-to-treat 解析。【介入】バルサルタン投与（現行治療＋バルサルタン，1,541 例），対照（ARB 以外の降圧薬治療，1,540 例）の 2 群に割り付け。【アウトカム】一次：脳卒中/一過性脳虚血発作による入院，心筋梗塞，狭心症による入院，うっ血性心不全による入院，解離性大動脈瘤，血清クレアチニン値の倍加，透析への移行の複合。二次：脳卒中，一過性脳虚血発作，心筋梗塞，うっ血性心不全による入院，狭心症（新規，増悪），解離性大動脈瘤，下肢閉塞性動脈硬化症など。【結果】バルサルタン投与群において，非投与群に比較して，心，脳，腎合併症から構成される複合一次エンドポイント発生率の低下が認められた。バルサルタンの投与による主な効果は，脳卒中，狭心症，心不全および解離性大動脈瘤の減少とされた。［本論文はすでに撤回されています］

11 複合エンドポイントではより重篤なイベントが見逃されている？

　前項では，複合エンドポイントの欠点として重篤度，重要性の異なるイベントが一緒にされ，むしろそれらの低いエンドポイントが多く発生し，そこで差がつくことが多いことや，薬剤の効果が一貫しておらず，それぞれのエンドポイントによって異なる場合の解釈が困難なことなどをお話ししました。本項でも引き続き，複合エンドポイントを解釈する際の注意点についてお話しします。

複合エンドポイントの落とし穴

　臨床試験では，あらかじめ設定されたエンドポイントが発生するまでの時間を各治療群間で比較します。また，あるエンドポイントが発生すると，そこで観察はいったん打ち切られます（理想的には，死亡以外の場合には引き続き観察したほうがよいと思います）。
　もし，複合エンドポイントが一次エンドポイントとして設定されていたとしたら，そのなかで最初に起こったイベントを（一次エンドポイントとして）カウントするわけですから，その後になんらかのイベントが起こったとしても，それは一次エンドポイントとしてはカウントされません。重篤度の低いイベントは「起こりやすい」わけですから，重篤度の低いイベントが先に起こると，その後に起きた，より重要で重篤度の高いイベントはカウントされず，薬剤の効果もそのイベントに関してはわ

からないことになってしまいます。

　極端な例を挙げましょう．心不全の薬剤は，総死亡で評価されているものが大多数ですが，「心不全による入院」というエンドポイントでも評価されることがあります．患者にとっては，入院するか否かは重要なポイントですから，入院に関する客観的な基準があれば，評価しても構わないと思います．しかし，「心不全による入院」は，心不全患者において比較的早期に発生しやすいイベントであることに留意すべきです．

　図 11-1a は，「心不全による入院」というエンドポイントで薬剤 A と薬剤 B を比較したものです．この図を見ると，「心不全による入院」はどちらの薬でも 100% 発生していますが，B 投与群の患者全員が A 投与群の患者より遅く入院しているので，このエンドポイントを用いる限り，B のほうがよい治療ということになります．

　では，その後も観察を続けたところ，死亡が図 11-1b のように起こったとしましょう．この場合，A 投与群の患者が長生きしているため，A のほうが生命予後に関して B よりも優れた薬剤ということになります．ところが，もし観察を続けていなければ逆の結果になってしまいますね．この研究のエンドポイントが「心不全による入院＋総死亡」であったとしても，最初のイベントをカウントするならば B のほうがよい薬剤になりますし，これほど極端ではなくても，入院での差が「心不全による入院＋総死亡」の差となってしまうことが考えられます．

重要なイベントの総数を見るべき

　このように，心不全などの重篤な疾患の臨床試験を読む際には，有効性評価においても安全性評価においても死亡を重視すべきです．正しく行われた臨床試験であれば，複合エンドポイントでも試験期間中の総死亡は記載されていると思いますが，死亡のみならず，本来はファーストイベントに加え，それぞれのイベントの総数が記載されるべきです．

　表 11-1 に示したのは，Valsartan Heart Failure Trial（Val-HeFT）[★1] という試験の結果です[1]．この試験では，アンジオテンシン変換酵素（angiotensin-

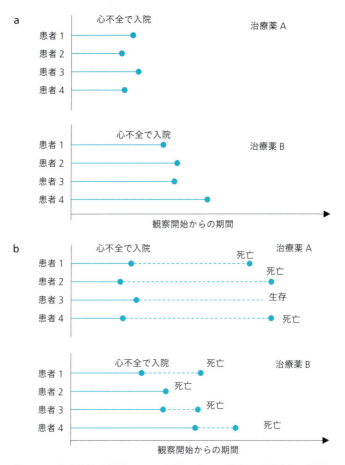

図11-1 心不全臨床試験における「心不全で入院」と「死亡」の関係

a：心不全薬臨床試験における治療薬A群およびB群における心不全による入院までの期間

b：心不全薬臨床試験における治療薬AおよびB群における心不全による入院および死亡までの期間

心不全での入院は治療薬Aでより早期に発生しており，これをエンドポイントとして評価すると治療薬Bがより優れた治療とみなすことができる（a）。しかし，入院で観察を止めず，死亡，あるいは試験終了まで観察を行った場合，死亡までの期間がより長い治療（治療薬A）が優れていることになる（b）。したがって，「心不全による入院＋死亡」という複合エンドポイントを用いた場合，最初のイベントで観察を打ち切ると，正しい評価ができないことになる。

表 11-1 Val-HeFT のエンドポイント内訳

	バルサルタン (n = 2,511)	プラセボ (n = 2,499)	相対危険度 (97.5%CI)	P 値
一次エンドポイント 1				
複合エンドポイント	723(28.8%)	801(32.1%)	0.87(0.77〜0.97)	0.009
総死亡(ファーストイベント 　　として)	356(14.2%)	315(12.6%)	検定せず	
心不全による入院	346(13.8%)	455(18.2%)	表示せず	<0.001
その他	21(0.8%)	31(1.2%)		
入院の後死亡（複合には死亡 　としてカウントされていない）	139	169		
一次エンドポイント 2				
総死亡 　（試験中すべての死亡）	495(19.7%)	484(19.4%)	1.02(0.88〜1.18)	0.80

Val-HeFT では，バルサルタン追加による複合一次エンドポイントの発症リスクは減少したが，もう 1 つの一次エンドポイントである総死亡は減少しておらず，主として入院の減少であったと解釈できる．

Cohn JN, et al：A randomized trial of the angiotensin-receptor blocker valsartan in chronic heart failure. N Engl J Med 345：1667-1675, 2001, Table 2 より改変

converting-enzyme：ACE）阻害薬などで治療している心不全患者において，アンジオテンシン II 受容体拮抗薬（angiotensin II receptor blocker：ARB）のバルサルタンとプラセボを投与した効果を比較しています．すなわち，β 遮断薬や ACE 阻害薬などの心不全治療の標準薬に，さらにバルサルタンを加えることが予後を改善するかどうかを見た試験です．

この試験では，2 つの一次エンドポイントが設定されています．1 つは「総死亡」で，もう 1 つは総死亡に心不全による入院などを加えた複合エンドポイントです．複合一次エンドポイント発生リスクはバルサルタン群で 13.2% 低く，有意差が生じています．

しかし，エンドポイントである総死亡は，両群間に差はありませんね．これは，入院が 27.5% バルサルタン群で少ないためにこのようなことになったのです．この結果は，バルサルタンの追加投与は入院を減らすことができるが，生命予後の改善はみられない，と考えるべきでしょう．

死亡原因は区別が難しい

　総死亡はある意味で複合エンドポイントです。もちろん重篤度は同じなので，評価に際して問題になることはありませんが，心血管死亡，あるいは心不全による死亡で評価すべきという意見も当然あります。確かに，薬剤の効能，あるいは治療法の効果を評価するならば，心血管死亡のほうがより鋭敏に評価できるかもしれません。また最近の報告では，心不全患者のうち，特に左室駆出率が保持されている患者では，むしろ心血管以外の死亡原因のほうが多いとされています[2]。

　しかし，それでも臨床試験において総死亡で評価する理由はいくつかあると思います。1つは，実際の診療において何を心血管死亡とするか，定義や診断が容易ではないことです。心不全症状の悪化で入院したとしても，直接の死因は感染症であることも多く，そもそも心不全の悪化の原因としては，心血管以外の疾患の可能性も高いと思います。

　また，診療録から死亡原因を推定しようとしても，しばしば剖検の結果と一致しないことがあります。突然死を不整脈死とみなす抗不整脈薬の臨床試験もあったようですが，正当化されていません。要するに，原因別の死亡や入院は，診療の現場では厳密に区別できない可能性があるということです。

　もう1つは，死亡というエンドポイントは有効性評価で用いられるとともに，安全性評価のエンドポイントでもあることです。例えば，ミルリノン（ホスホジエステラーゼⅢ阻害薬）などの強心薬は，心収縮力の改善など短期的な心機能の指標，あるいは生活の質に関しては改善しますが，長期の臨床試験においてはむしろ総死亡を増加させることが報告されました[3,4]。

　したがって，心不全の場合，いくら生活の質を向上させる可能性があっても，死亡リスクを上昇させないことが安全性評価として確認できなければ実際には使用できません。また，心血管死亡をエンドポイントとしたときに，他の原因による死亡を解析上どう扱うか（打ち切りにする

か，競合リスクイベントとして取り扱うか）も問題になることがあります。

　次項では，研究デザインとエンドポイントの設定についてお話しします。

文献

1) Cohn JN, et al：A randomized trial of the angiotensin-receptor blocker valsartan in chronic heart failure. N Engl J Med 345：1667-1675, 2001［PMID：11759645］
2) Henkel DM, et al：Death in heart failure：a community perspective. Circ Heart Fail 1：91-97, 2008［PMID：19300532］
3) Packer M, et al：The PROMISE Study Research Group. Effect of oral milrinone on mortality in severe chronic heart failure. N Engl J Med 325：1468-1475, 1991［PMID：1944425］
4) Cohn JN, et al：Vesnarinone Trial Investigators：A dose-dependent increase in mortality with vesnarinone among patients with severe heart failure. N Engl J Med 339：1810-1816, 1998［PMID：9854116］

★ 1　Valsartan Heart Failure Trial（Val-HeFT）
　【対象】5,010例。18歳以上。心不全既往あるいは3か月以上の心不全の臨床所見を有するNYHA Ⅱ～Ⅳ度の患者。2週間以上ACE阻害薬，利尿薬，ジゴキシン，β遮断薬療法を受けている者。左室駆出率<40% の左室不全かつ心エコーによる拡張末期径が>2.9 cm/体表面積（m^2）の左室拡張。【デザイン】無作為割り付け，プラセボ対照，二重盲検，多施設。【介入】バルサルタン（2,511例）：40 mg×2回/日で投与を開始し，2週間ごとに投与量を倍増，目標投与量は160 mg×2回/日，プラセボ（2,499例）の2群に割り付け。【アウトカム】一次1：複合エンドポイント（総死亡，心不全による入院，その他），入院後の死亡，一次2：総死亡。【結果】総死亡率は両群間に差がなかった。死亡＋合併症の発生率はバルサルタン群が13.2% 低かった。バルサルタン群ではプラセボ群と比較してNYHA分類，駆出分画，心不全徴候および症状，QOLが有意に改善した（$P<0.01$）。

12 同じエンドポイントでも試験によって診断基準が異なる

「10 エンドポイントの設定では検出力が重視される」「11 複合エンドポイントではより重篤なイベントが見逃されている？」では，最近の臨床試験で多く使用される複合エンドポイントの問題点と解釈上の注意点について話しました．重篤度が異なるエンドポイントを組み合わせて複合エンドポイントとして取り扱うと，重篤度が低いイベントの発症が多い，（本当に評価したいエンドポイントが発生する前に）観察中止となってしまうなど，重篤なエンドポイントのリスクを正しく評価できない場合があることがわかったと思います．

エンドポイントの客観性

このやや重篤度の低いエンドポイントには，もう1つ問題があります．それは客観性の問題です．臨床試験のエンドポイント判定は，できるだけ標準化されたものでなくてはなりません．Aという試験での診断基準では狭心症の悪化として心血管イベントになるけれど，Bでの基準ではそうならない，ということでは，読む側は困るのです．

心血管イベントの場合に問題になるのは，この狭心症や心不全の悪化およびそれらが理由となる入院，一過性脳虚血発作（transient ischemic attack：TIA），そして経皮的冠動脈インターベンション（percutaneous coronary intervention：PCI）や冠動脈バイパス術（coronary artery bypass grafting：CABG）の

ような治療をエンドポイントとした場合です。まず,「狭心症の悪化」というエンドポイントを考えてみましょう。これをどのように定義するかは難しく,実際試験によってまちまちです(表 12-1)。言葉どおりであれば,急性冠症候群として治療すべきですが,はっきり記載されていません。入院の基準も示されていません。

表 12-2 に示したのは安定狭心症患者を対象とした臨床試験の結果です。死亡率や心筋梗塞の発症率からみると,A Coronary Disease Trial

表 12-1 臨床試験におけるエンドポイントの判定基準

	比較的緩やかな基準	比較的厳しい基準
狭心症の悪化	胸痛による入院	入院して 1 週間以内の冠動脈造影確認,入院下で行うニトログリセリンの静注などによる改善など
心不全	症状(息切れなど)と他覚所見(例:浮腫)が 1 つずつ	入院と抗心不全治療による改善
脳卒中	一過性脳虚血発作も含む	1 か月以上麻痺(機能低下)が残存する
心血管死亡	脳卒中や冠動脈疾患,心不全による死亡	明確に診断できないので総死亡から分けない

同じエンドポイントでも試験によって診断基準が異なる。左の「比較的緩やかな基準」は多くの動脈硬化性疾患の臨床試験で用いられている。右の「比較的厳しい基準」は ACTION[1] で用いられたもの。

表 12-2 冠動脈疾患患者における Ca 拮抗薬の RCT のエンドポイントと発生率

RCT	ACTION [★1]		CAMELOT [★2]		PREVENT [★3]	
治療	ニフェジピン	プラセボ	アムロジピン	プラセボ	アムロジピン	プラセボ
総死亡率	8.1%	7.6%	1.1%	0.9%	1.4%	2.0%
心血管死			0.8%	0.3%		
心筋梗塞	7.0%	6.7%	2.1%	2.9%	4.6%	4.9%
CABG/PCI	17.8%	20.5%	11.8%	15.7%	12.7%	21.7%
狭心症の悪化	3.9%	4.5%	7.7%	12.8%	14.4%	20.8%
心不全	2.2%	3.2%	0.5%	0.8%	0.2%	1.2%
脳卒中	2.0%	2.6%	0.9%	1.8%	1.1%	1.2%
血圧	131/76	135/79	124/75	129/78	122/75	130/79

ACTION では狭心症の悪化(論文では治療抵抗性狭心症と記載)の基準が厳しいので,一般的な基準を採用した CAMELOT,PREVENT と比較して死亡や心筋梗塞は多いが,狭心症の悪化は少ない。

Investigating Outcome with Nifedipine（ACTION）[★1][1)]は他の2つの試験[2, 3)]と比べて明らかにリスクが高く，冠動脈の病変に関しても重症患者を多く含む可能性があります。しかし，狭心症の悪化（ACTION では「治療抵抗性狭心症」と記載）を見ると，むしろ軽症の患者を対象とした他の研究よりも少ないのです。これは，おそらく ACTION のほうが診断基準がより厳しく（表12-1 の「比較的厳しい基準」を採用），あいまいなものがイベントとみなされていないためだと思われます。

　理想的には，どの試験にも同じ基準を適用すべきですが，試験の目的や実施環境（一次予防か，二次予防か）などによっては適用が難しい場合もあります。高齢者の試験では，腎機能低下や慢性閉塞性肺疾患などの合併症を持つ患者も多く，心不全の悪化，新規発症なども判定が難しいと思います。診療として，心不全と診断し治療することは難しくないですが，感染症が引き金となって発症する場合や，心筋虚血の結果として発症する場合があるので，臨床試験のエンドポイントとしての判定は容易ではないのです。

　さらに，入院となると合併症のほか，社会的な因子も関与してきますし，症状，所見が重篤であるかどうかだけでは入院は決まりません。PCI，CABG といった治療を実施する決断も，ある程度の基準は設けられていても個々の医師の考え方や医療環境の違いが反映されると思います。

治療内容を知っていたらバイアスが発生するかもしれない

　それでは，厳密な共通の定義なり診断基準を作成すれば，それでよいのでしょうか？　確かに，それはまずやるべきことではあるのですが，それでも客観性が維持できているとは言えないのです。

　まず，エンドポイントとして評価されるには，現場の主治医からの報告がなければなりません。最近の試験では，最終的な判定は割り付け治療を知らない独立した委員会が行う prospective randomized open blinded end-point study（PROBE）法[★4]が多くなっていますが，エンドポイン

トがあいまいな場合，主治医が「報告しない」ことが可能です．二重盲検法の試験でなければ，主治医が治療内容を知ったうえでエンドポイントとして報告するかどうかを決めるわけですから，結果にはどうしても主治医が治療内容を知っていることが影響します．患者にしても，ある薬剤を使用しない群に割り付けられていると知ったら，何らかの症状が出現したときに，使用する群に割り付けられている場合と比べると不安になり，外来予約日でなくても受診するかもしれません．また，主治医も「薬剤を使用していない」ことから，判断に迷った場合に入院を選択する可能性があります．

逆に薬剤使用群であれば，症状に関してはより軽症と判断されるかもしれませんし，予想される副作用には敏感になります．例えば，アスピリンを服用していることを知っていれば，軽微な出血であっても患者も医師も気にかけますね．

このように，治療内容が知られていることで，まず主治医の判断，報告に影響する可能性があるのです．報告された例は委員会で検討されますが，報告されなかった例は検討されません．現在の倫理指針では侵襲，介入のある臨床試験ではモニタリング[★5]を行うことが求められており，さらに2018年4月から施行される臨床研究法では特定臨床研究[★6]であればモニタリング監査が義務づけられます．この特定臨床研究の定義には大いに疑問がありますが，モニタリングで診療録と報告書の照合が行われれば，イベントに関して正当であることが裏づけられます．もちろん全例にこのようなことを行うのは無理ですし，その必要もありませんが，研究を実施する側としてはやはり本当のことを見つけたいのですから「報告漏れ」などがないようにしたいですね．

二重盲検法なら大丈夫？

それでは，医師も患者も治療内容を知らない二重盲検法なら大丈夫でしょうか？　二重盲検法の場合，先述した診断に関するバリエーション，治療開始の基準に関するバリエーションの影響は避けられません

が，患者，主治医の判断に割り付け治療が影響することはないと思います。そういう意味では，二重盲検法であれば，評価に用いることのできるエンドポイントの範囲は広くなります。

しかし，試験によっては二重盲検法が必ずしもふさわしくない試験，用いることができない試験もあります。また，前述したPROBE法にも利点と欠点があり，PROBE法でなければ不可能な試験もあるのです。そもそもコホート研究では二重盲検化は無理ですね。この話題は次項で詳しく取り上げます。

文献

1) Poole-Wilson PA, et al；Coronary disease Trial Investigating Outcome with Nifedipine gastrointestinal therapeutic system investigators：Effect of long-acting nifedipine on mortality and cardiovascular morbidity in patients with stable angina requiring treatment（ACTION trial）：Randomised controlled trial. Lancet 364：849-857, 2004［PMID：15351192］
2) Nissen SE, et al；CAMELOT Investigators：Effect of antihypertensive agents on cardiovascular events in patients with coronary disease and normal blood pressure：the CAMELOT study：a randomized controlled trial. JAMA 292：2217-2225, 2004［PMID：15536108］
3) Pitt B, et al；PREVENT Investigators：Effect of amlodipine on the progression of atherosclerosis and the occurrence of clinical events. Circulation 102：1503-1510, 2000［PMID：11004140］

★1 A Coronary Disease Trial Investigating Outcome with Nifedipine（ACTION）
【対象】7,665例。35歳以上。症候性安定狭心症患者。1か月以上症状が安定し，治療を受けている者。【デザイン】無作為割り付け，プラセボ対照，二重盲検，多施設，intention-to-treat解析。【介入】ニフェジピン（30 mg/日で投与を開始し忍容性がよければ6週間以内に60 mg/日に増量，3,825例），プラセボ（3,840例）の2群に割り付け。【アウトカム】一次（有効性）：心血管イベント回避生存期［総死亡，急性心筋梗塞（MI），難治性狭心症，新規顕性心不全，障害を残す脳卒中，末梢血管血行再建の初発までの時間］。一次（安全性）：総死亡，急性MI，脳卒中。【結果】ニフェジピン群はプラセボ群に比べ有意に降圧した（P<0.0001）。また，ニフェジピン群で心不全の新規発症が有意に抑制された（P=0.015）。一次エンドポイント発生率は，有効性，安全性ともに両群で差はなかった。

★2 Comparison of Amlodipine vs. Enalapril to Limit Occurrences of Thrombosis（CAMELOT）
【対象】1,991例。30～79歳。冠動脈造影で20%以上の狭窄病変を1つ以上有し，降圧治療の有無を問わず拡張期血圧<100 mmHg。【デザイン】無作為割り付け，プラセボ対照，二重盲検，多施設。【介入】プラセボによる2週間のrun-in後，アムロジピン（5～10 mg/日，663例），エナラプリル（10 mg→20 mg/日，673例），プラセボ（655例）の3群に割り付け。【アウトカム】一次：心血管イベント（心血管死亡，

非致死性心筋梗塞，蘇生できた心停止，冠血行再建，狭心症・心不全による入院，脳卒中・一過性脳虚血発作と新規末梢動脈疾患発症）。二次：エナラプリル群とプラセボ群の有害心血管イベントの比較，およびアムロジピン群とエナラプリル群の比較。【結果】一次：プラセボ群23.1%，Ca拮抗薬群16.6%，ACE阻害薬群20.2%であった。心血管イベントと比較した相対リスクはプラセボ群に比較しアムロジピン群で有意な減少を認めた。血行再建，狭心症による入院はアムロジピン群でプラセボ群より有意に減少した（$P=0.03$，$P=0.002$）。心血管イベント発生について，アムロジピン群とエナラプリル群に差はなかった（$P=0.10$）。

★3 Prospective Randomized Evaluation of the Vascular Effects of Norvasc Trial（PREVENT）
【対象】825例。30〜80歳，冠動脈造影で軽度から中等度の冠動脈狭窄が確認されている患者。拡張期血圧＜95 mmHg，総コレステロール＜325 mg/dL，空腹時血糖値＜200 mg/dL。【デザイン】無作為割り付け，プラセボ対照，二重盲検，多施設。【介入】アムロジピン（アムロジピン5 mg/日投薬開始・忍容性がよければ2週間後10 mg/日まで増量，417例），プラセボ（408例）の2群に割り付け。【アウトカム】総死亡，主要血管イベント（致死性/非致死性心筋梗塞，致死性/非致死性脳卒中，その他の致死性血管イベント），うっ血性心不全，不安定狭心症，主要血管治療，冠動脈血行再建，その他の血管治療。【結果】細小血管径の減少には差はみられなかったが，アムロジピン群は頸動脈動脈硬化の進展を有意に抑制した（$P=0.007$）。また，プラセボ群に比べアムロジピン群が不安定狭心症，血行再建術の発生を有意に減少させたが，総死亡あるいは主要な心血管イベントの発生率に差は認められなかった。

★4 PROBE法
患者も医師も割り付け治療の内容を知っているが，エンドポイントの判定は割り付け治療を知らない独立した委員会が実施するという方法。

★5 モニタリング
試験が研究計画に沿って適切に実施されているかどうかを確認すること。

★6 特定臨床研究
未承認薬，適応外薬を使用する臨床試験，製薬企業から研究費を得て契約して行う臨床試験を指す。

13 客観性の低いエンドポイントで治療効果を過大評価する

　本章ではここまで，より重篤度の低いエンドポイントに関連して生じる問題についてお話ししてきました。そして前項「12　同じエンドポイントでも試験によって診断基準が異なる」では，そのようなエンドポイント（循環器領域では「狭心症での入院」など）判定において客観性を維持することが困難であること，試験間で診断基準の統一がなされていないことなどの問題点を指摘しました。さらに，これらは prospective randomized open blinded end-point study（PROBE 法）と呼ばれるオープン試験で特に問題になりやすいことを理解していただいたと思います。

割り付けの隠匿で起こり得る問題

　PROBE 法では，主治医が割り付け治療の内容を知ってエンドポイントを判定することで生じるバイアスを排除し，客観性を維持するために，割り付け治療の内容を知らされていない独立した委員会が判定することになっています。しかし，例えば「入院」や「経皮的冠動脈インターベンション（percutaneous coronary intervention：PCI）」などは判定しようがなく，入院の理由になるような疾患は報告があれば判定できても，入院しなければエンドポイントとしてカウント（報告）されないわけですから，結局主治医の判断に左右されることになりますね。
　事実，「11　複合エンドポイントではより重篤なイベントが見逃され

ている？」で取り上げた，PROBE 法を採用している JIKEI HEART STUDY（86頁）は，この「入院」エンドポイントで大きな差が生じており[1]，残念ながら恣意的な（割り付け薬を知って入院させるという）イベント発生操作が疑われ，結局研究不正とみなされ論文は撤回されています。これが正しい判定だったとしても，その結果を明確な約 40% の複合心血管イベントリスクの減少と解釈することの妥当性を裏付けるもの（例：入院を勧めるという判断は予後を予測可能であることが証明されている）はありません。

　判定に際して主観が入りやすい，重篤度の低いエンドポイントによる治療効果の評価は，オープン試験だけではなく，治療薬の割り付けが不適切であった場合にも信頼性が低いものとなる可能性があります。ランダム化比較試験（Randomized controlled trial：RCT）の報告に際して記載すべき事項は，現在 Consolidated Standards of Reporting Trials（CONSORT）声明として標準化されています[2]。この CONSORT 声明の項目が適切に行われ，かつ報告されているかどうかをみることで，試験の質を評価することができます。

　このなかに，「allocation concealment（割り付けの隠匿）」という項目があります。これは，試験に登録された患者にどの治療法が割り付けられるか，患者も研究者も知ることができない方法が用いられているかどうかということです。二重盲検でなく，しかも割り付け薬の予想ができ，主観的に判定されやすいエンドポイントであれば，例えば患者の選択により薬物介入の効果がより大きくなることも十分考えられます。

不適切な割り付けの隠匿や二重盲検化が行われると……

　実は，以前から盲検化が（可能であるのに）行われていないことや，割り付けの隠匿が適切に実施されていないことによって，研究結果に影響が出る可能性が指摘されていました。Schulz ら[3]は，同じ治療介入を評価した研究でも，中央割り付けなどで割り付けの隠匿が適切に行われている研究と比較すると，適切に行われていない研究（例：誕生日やカルテ

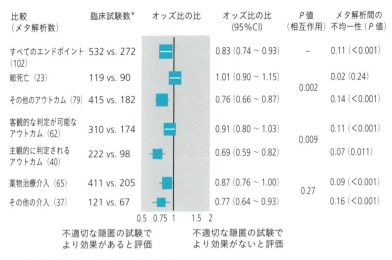

図 13-1　割り付けの隠匿が適切に行われたか否かが治療介入の効果（オッズ比）に与える影響・エンドポイント別の検討

不適切に割り付けの隠匿が行われた臨床試験 532 例のオッズ比に対する，適切に行われた臨床試験 272 例のオッズ比の比。総死亡では比がほぼ 1 であり影響は認められないが，その他のエンドポイントでは，有意に過大評価となる。また，客観的に判定可能なエンドポイントと主観が入りがちなエンドポイントの間にも影響の違いが見られる。後者では，適切な割り付けの隠匿が実施されていない場合，オッズ比は 1.5 倍になってしまう。

Wood L, et al：Empirical evidence of bias in treatment effect estimates in controlled trials with different interventions and outcomes：meta-epidemiological study. BMJ 336：601-605, 2008, Fig. 1 より改変

番号での割り付け。これらは次の割り付け治療を知ることができる）や，二重盲検法を採用していない研究では，治療効果を過大評価する危険性があることを報告しています。

　Wood ら[4]は，これをエンドポイントの種類ごとに検討しています。図 13-1 は，割り付けの隠匿が不適切あるいは割り付けの隠匿が行われていなかった 532 研究と適切に実施されていた 272 研究で得られた治療効果の比較をオッズ比で表したものです。これを見ると，割り付けの隠匿が適切に行われなかった研究で効果が過大評価されていることが明らかです。特に，より主観的に判定されるアウトカム（「○○による入院」など）でその影響が大きく，客観的に評価できるアウトカムと比較すると

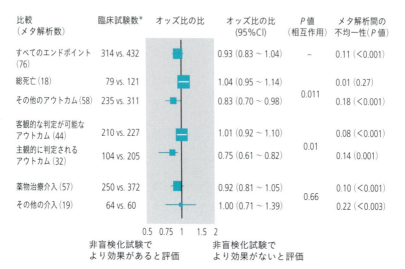

図13-2 二重盲検法が行われたか否かが治療介入の効果（オッズ比）に与える影響・エンドポイント別の検討

非盲検化臨床試験314例のオッズ比に対する盲検化臨床試験432例のオッズ比の比。総死亡や客観的に判定可能なエンドポイントでは比がほぼ1であり，効果は総死亡以外のエンドポイント，主観が入りがちなエンドポイントでは過大評価になる可能性が示唆されている。主観が入りがちなエンドポイントでは，盲検化されていない場合，オッズ比は1.3倍になってしまう。

Wood L, et al：Empirical evidence of bias in treatment effect estimates in controlled trials with different interventions and outcomes：meta-epidemiological study. BMJ 336：601-605, 2008, Fig. 2 より改変

有意差があります。また，最も重篤で客観性の高いアウトカム，総死亡と比較すると，その他のアウトカムはやはり過大評価になってしまうようです。

　図13-2は，二重盲検法を採用しているかどうかで同様に影響を評価したものです。総死亡以外のエンドポイントは有意に影響を受け，効果を過大評価する可能性があること，また主観的に判定されるエンドポイントで非盲検化により効果を過大評価してしまう恐れがあることが明らかになっています。前述したように，信頼性の高い結果を得るには，一次エンドポイントには客観的に判定できる，重篤度の高い，患者・医師双方に重要なエンドポイントを用いること，割り付けの隠匿を適切に実

施することが重要です。また，オープン試験においても割り付けを適切に実施し，エンドポイントの判定をなるべく標準化し，主観を排するように努めることも重要と言えます。ここまで書くと，すべて二重盲検化すればよいのではないかという意見が出ると思います。しかし，二重盲検化が逆に不適切，不可能となる場合もあるのです。

それでも PROBE 法は必要なのか

　そもそも前述したような問題の多い PROBE 法がなぜ採用されるのでしょうか？　まず，日本においては二重盲検法を採用しにくいという状況があります。特に良くも悪くも治験ではない医師主導研究は，現在行われている診療のなかの複数の治療法をランダム化割り付けして比較するという目的を持ったものが多く，プラセボの使用がそぐわないものも多いのです。また短期間ならともかく，数年間にわたってプラセボが投与されることは，患者，医師双方にとってなかなか受け入れがたいものだと思います。

　実は日本でも，過去には実薬同士の比較が二重盲検法で行われた研究があります。National Intervention Cooperative Study in Elderly Hypertensives (NICS-EH) [★1] は現在の東京都長寿医療センターを中心として行われたもので，「ニカルジピン徐放カプセル 20 mg 朝夕 2 回＋トリクロルメチアジドプラセボ錠朝 1 回」，または「トリクロルメチアジド錠 2 mg 朝 1 回＋ニカルジピンプラセボカプセル朝夕 2 回」のいずれかに無作為に割り付け，心血管イベントを評価しました。

　最近になって，治験ではない（承認申請を目的としない）医師主導臨床試験にもようやくプラセボと実薬を製薬会社が提供する形で行われる形が復活しましたが[5]，費用や研究の目的などの問題でなかなか一般的にはならないと思います。また，二重盲検は本来それが必要な研究で実施されるべきで，どちらかと言うと薬剤の効果を厳密に評価するために行われます。つまり PROBE 法は二重盲検法の代替でもないし，それぞれの優劣を論じるべきものでもありません。試験の目的によって使い分けられるべきものなのです。

「4 観察研究も，RCTも，ある一部分を見ている」において，RCTと観察研究はそれぞれ目的が異なっており，前者は薬剤そのものの効能（efficacy）をより実験的な環境で評価し，後者はその薬剤を用いた治療の，より現実的な医療の現場での効果（effectiveness）を評価するものと述べました（25頁）。また，この中間にあたるような，より現実的な，広い範囲の患者を対象としたRCTについても少し触れました。すなわち薬剤が開発され，その効能を評価しようとするとき，当然厳格な評価が必要とされますから，厳密に二重盲検法を用いた評価が必要です。しかし承認後，その薬剤が臨床で使用されるようになってからの臨床試験では，効能よりも診療の現場での治療法（その薬剤を用いることで生じる他の医療行為などを含めたもの）の効果の評価が必要になります。その際には二重盲検法で行うことは難しく，PROBE法が必要なのです。

文献

1) Mochizuki S, et al；Jikei Heart Study group：RETRACTED：Valsartan in a Japanese population with hypertension and other cardiovascular disease (Jikei Heart Study)：A randomised, open-label, blinded endpoint morbidity-mortality study. Lancet 369：1431-1439, 2007［PMID：17467513］（RETRACTED ARTICLE）
2) The CONSORT statement. http://www.consort-statement.org/（2017年11月30日閲覧）
3) Schulz KF, et al：Empirical evidence of bias. Dimensions of methodological quality associated with estimates of treatment effects in controlled trials. JAMA 273：408-412, 1995［PMID：7823387］
4) Wood L, et al：Empirical evidence of bias in treatment effect estimates in controlled trials with different interventions and outcomes：meta-epidemiological study. BMJ 336：601-605, 2008［PMID：18316340］
5) Tanaka A, et al；EMBLEM Trial Investigators：Rationale and design of a multicenter placebo-controlled double-blind randomized trial to evaluate the effect of empagliflozin on endothelial function：the EMBLEM trial. Cardiovasc Diabetol 16：48, 2017. doi：10.1186/s12933-017-0532-8［PMID：28403850］

★1 National Intervention Cooperative Study in Elderly Hypertensives（NICS-EH）
【対象】414例。60歳以上の高血圧患者（収縮期血圧160～220 mmHgおよび拡張期血圧115 mmHg未満）。心血管疾患の既往なし。【デザイン】無作為割り付け，二重盲検，多施設。【介入】ニカルジピン20 mg×2回/日（204例），トリクロルメチアジド2 mg/日（210例）の2群に割り付け。【アウトカム】心血管疾患（脳梗塞，脳内出血，脳卒中，一過性脳虚血発作，心筋梗塞，狭心症，心不全，不整脈など）。【結果】血圧は両群で有意な降圧がみられた。心血管イベントの発生率も両群に差は認められなかった。［Hypertension 34：1129-1133, 1999, PMID：10567194 参照］

第 5 章

二重盲検法と
オープン試験

14 二重盲検法にも弱点はある

　前項「13　客観性の低いエンドポイントで治療効果を過大評価する」では，客観性に劣るエンドポイントを用いたとき，二重盲検法が採用されていなかったり，割り付けの隠匿が不適切であったりした場合，薬剤によるリスク減少を過大評価してしまう可能性があることをお話ししました．すべての臨床試験がデザインの影響を受けにくい「死亡」で評価されるわけではないので，二重盲検法の採用が結果の信頼性を高めることは明らかですね．

　日本からも多くの臨床試験の結果が報告されるようになり，各学会においても臨床研究，臨床試験のあり方が議論されています．このような場で必ず取り上げられるのが，二重盲検法の問題です．すなわち，「日本では二重盲検法を実施することが困難なので，質の高い臨床試験を実施しにくい」「二重盲検法の実施こそ研究の質を上げるのに，なぜ二重盲検法が実施できないのか」などの議論です．これは確かに正論ですが，二重盲検法の採用ですべてが解決するわけではありません．先述したように，二重盲検法が必須である研究もありますが，採用できない試験も存在するし，二重盲検法以外にも信頼性の高い結果を得るためにやらなければいけないことはたくさんあるのです．また，二重盲検法を採用できない場合の工夫もいろいろあります．

Efficacyを厳密に評価する

■ 18世紀に始まっていた！　盲検法の長い歴史

　盲検法が初めて採用された研究は，18世紀にまでさかのぼります。18世紀後半，オーストリアの医師，フランツ・アントン・メスメル（Franz Anton Mesmer，1734-1815）による"動物磁気"療法が流行しました。これを1784年に，ルイ16世（Louis XVI，1754-1793）に任命された調査委員会が患者に目隠しをすることによって評価し，インチキであることを証明したのです。また，初めてのプラセボ対照研究は，英国の医師，ジョン・ヘイガース（John Haygarth，1740-1827）による，医療機器（トラクターという針のようなもので鎮痛作用があるとされた）の偽物をプラセボとして鎮痛作用を評価した1800年の研究です。その後，ホメオパシーの研究などを経て，薬剤を使用していることを患者が知ることにより生じるバイアスを減らすために，プラセボは多くの臨床試験で用いられるようになりました。1948年に登場するランダム化比較試験（Randomized controlled trial：RCT）よりも，ずっと長い歴史を有しているのです。

■ なぜEfficacy評価型の試験が必要なのか

　このような背景から，薬剤の治験では基本的に二重盲検法が採用されます。これは，薬剤の承認に際しては，薬剤としての効能（efficacy）を厳密に証明しなければならないからです。Efficacyの評価のためには，二重盲検法による観察バイアス，その他の患者が知ることにより生じるバイアスの除去以外に薬の効き目に影響すると考えられる因子の除去（併用薬，併用禁止薬などの厳密な設定，通院頻度などを含む医療行為の設定）も行われます。

　患者の選択も重要で，1つは安全性の見地から，もう1つはefficacyをなるべくはっきりと証明するために，多くの患者選択基準，除外基準が設けられています。研究計画書には，これまでの非臨床試験や早期臨床試験の結果，現在の試験に至った経緯，現試験計画の妥当性などが記

載されています．試験手続きに関しても，「医薬品の臨床試験の実施の基準に関する省令」[Good Clinical Practice（GCP）省令]により定められており，治験審査委員会（Institutional Review Board：IRB）の審査，モニタリング，有害事象報告などに辟易した経験のある方も多いと思います．

　日本では，いささかoverquality, overregulationの感もぬぐえませんが，これらは基本的に厳密かつ安全に薬剤のefficacyを評価するうえで必要なことなのです．このようなefficacy評価型の試験は，薬剤が基礎的な生命科学研究，非臨床試験などを経て，ヒトにおける有効性・安全性を評価する際に絶対に必要です．ただし，二重盲検法もあくまでも研究デザイン上の必須の要素の1つで，ほかにもやらなければならないことがたくさんあります．言葉を換えれば，質の高い（得られる結果の内的妥当性，つまり信頼性が高い）臨床試験を実施しようとすれば，治験で用いられている研究デザインや実施体制を用いればよいことになります．しかし，臨床試験は必ずしも新薬や適応外使用の薬剤についてのみ行われるわけではありませんし，そうすればうまくいくわけでもありません．

比較的客観性の低いエンドポイントを治療法の二重盲検試験で評価する

　症状の消失は患者にとって重要なエンドポイントですが，オープン試験では評価が難しいエンドポイントの1つでもあります．最近少なくとも冠動脈一枝に70％以上の狭窄がある安定狭心症において経皮的冠動脈インターベンション（percutaneous coronary intervention：PCI）の狭心痛への効果を評価する二重盲検法が実施されました[1]．この研究では，対象となるすべての患者にカテーテル室でカテーテル挿入，生理学的計測の後，静注のベンゾジアゼピンなどで鎮静を図り，ランダム化を行い，PCI群にはステントを留置し，プラセボ群はそのまま手技を終了します．

　このような試験では，プラセボ群に行われたのは「シャム（sham）手技」と呼ばれます．ランダム化の結果は最低限の術者にしかわからない

ようにしてあり，リカバリールームのスタッフにも知らされていません。これはある意味で厳密な薬効評価型の試験ですが，なかなか盲検化の難しい試験です。結局，主要評価項目が症状なので，患者，医師がPCI実施を知ることがバイアスを生じさせると考え，さらに結果が今後の冠動脈疾患の治療方針に大きく影響することから，複雑な二重盲検法を用いることは，プラセボ群にあえてシャム手技を行うリスク，不利益を凌駕して利益があると考えたからだと思います。主要評価項目である運動耐容能（運動負荷試験の運動時間）の改善は両群に差がなく，安定狭心症でのPCIは運動耐容能改善に関して効果が認められませんでした。

手技や治療方針に関しては，すでに述べたようになかなか二重盲検試験を組むことはできませんが，エンドポイントの客観性が低くてもそれが重要なアウトカムであり，医療政策上も重要な疑問であれば，この研究のような小規模な二重盲検試験で検証することが可能な場合があります。

Effectiveness評価の必要性と用いられるデザイン

すでにある程度の安全性や有効性は証明されていても，診療におけるその薬剤の使用法など，まだまだわからないことが多くあります。例えば，血圧やコレステロール，血糖がある薬剤で下がることは証明されていても，どのくらい下げれば最も予後を改善するのか，薬の組み合わせはどうか，さまざまな合併症のある患者にも使用できて効果があるのかなどは，治験ではわかりません。

また，治験のようにある意味非常に実験的な環境における臨床試験の結果は，実際の患者には適用しにくいことが多いはずです。「4 観察研究も，RCTも，ある一部分を見ている」において，スピロノラクトンの心不全患者における"治験"で得られた安全性（高カリウム血症の頻度）が現実の心不全診療には当てはまらないことをお話ししました（25頁）。図14-1は，「5 臨床試験の結果は簡単には患者に適用できない」でも掲載したものです（41頁）。すなわち薬剤が開発され，薬剤そのものの

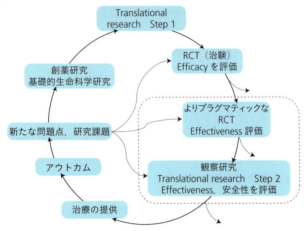

図 14-1　それぞれの研究の役割（再掲）

efficacyを評価する治験を実施したのち，先述したようなその薬剤を使用した治療法の効果（effectiveness）をより広範囲の患者で，現実の診療（医療環境や併用薬など）において評価する必要があるのです．

表 14-1 に，efficacyを評価する研究とeffectivenessを評価する研究の特徴についてまとめました[2〜4]．これも「5　臨床試験の結果は簡単には患者に適用できない」（37頁）で紹介しましたが，β遮断薬は1980年代のいわば治験としてのRCTでefficacyが評価されました．しかし，現実の診療では合併症を持つ患者や高齢者には十分に使用されているとは言えませんでした．それが，1998年に発表された観察研究の結果でeffectivenessが評価され，広い範囲の患者で有効であることが証明されたのです[5]．

「現実の診療において評価する」ためには，治験における実施環境，実験的な研究計画では無理があります．先ほど二重盲検法を採用する理由の1つとして，その薬剤の服用を患者が知ることによるさまざまな影響を排除することを挙げましたが，逆に，実際の診療では，知っていることで付随的に発生する医療行為もその薬剤を使用した治療法に含まれます．それらの総合的なeffectivenessを評価する研究も必要なのです．

表 14-1 薬の効能（efficacy）を評価する試験と治療法の効果（effectiveness）を評価する試験は異なる

	薬の効能の評価	治療法の効果の評価
マスキング	二重盲検	オープンでないと無理な場合もあり
デザイン	RCT	観察研究も可能
例	新薬の治験，適応拡大，用量設定，臨床薬理	既存の薬剤，HOT[2]，UKPDS[3]，ASCOT-BPLA[4] など
規制	医薬品の臨床試験の実施の基準に関する省令（GCP省令）	欧米ではGCP，わが国ではなし（厚労省倫理指針）
介入プロトコル	二次薬，用量まで設定	二次薬や用量は医師の裁量
除外，選択基準	厳しい（安全性確保とノイズの減少のため）	緩い
エンドポイント	探索的なもの，妥当性の確立したバイオマーカー（例：BNP），疾患によってはアウトカム	死亡，心筋梗塞，脳卒中などはっきりしたアウトカム
規模	早期では比較的小規模も可	大規模が望ましい

したがって，この段階では必ずしもRCTでなければならないわけではなく，観察研究でも可能です．最近では，詳細は後述しますが（144頁），直接経口抗凝固薬の現実的な診療における安全性が，承認後の後ろ向きコホート研究でワルファリンと比較する形で評価されました．RCTを行うにしても，外科的な治療と薬物治療の比較試験，厳格な血圧[2]や血糖コントロール[3]を評価した試験，比較的新しい降圧薬とこれまでの降圧薬を比較するような試験などでは二重盲検法は使用できませんね．

次項では，具体的な研究の例を挙げて説明します．

文献

1) Al-Lamee R, et al：Percutaneous coronary intervention in stable angina（ORBITA）：a double-blind, randomised controlled trial. Lancet 391：31-40, 2018 ［PMID：29103656］
2) Hansson L, et al；HOT Study Group：Effects of intensive blood-pressure lowering and low-dose aspirin in patients with hypertension：principal results of the Hypertension Optimal Treatment（HOT）randomised trial. Lancet 351：1755-1762, 1998 ［PMID：9635947］
3) UK Prospective Diabetes Study（UKPDS）. VIII. Study design, progress and performance. Diabetolo-

gia 34：877-890, 1991 ［PMID：1778353］
4) Dahlöf B, et al；ASCOT Investigators：Prevention of cardiovascular events with an antihypertensive regimen of amlodipine adding perindopril as required versus atenolol adding bendroflumethiazide as required, in the Anglo-Scandinavian Cardiac Outcomes Trial-Blood Pressure Lowering Arm (ASCOT-BPLA)：a multicentre randomised controlled trial. Lancet 366：895-906, 2005 ［PMID：16154016］
5) Gottlieb SS, et al：Effect of beta-blockade on mortality among high-risk and low-risk patients after myocardial infarction. N Engl J Med 339：489-497, 1998 ［PMID：9709041］

15 治療方針を比較する研究を治験と同様に評価しても意味がない

　前項「14　二重盲検法にも弱点はある」では，臨床研究のなかには二重盲検が必須の"efficacy"評価型の臨床試験と，必ずしも二重盲検でなくてもよい，あるいは二重盲検の実施が不可能な"effectiveness"評価型試験や研究があり，それぞれが患者へ治療を提供する，という目的において必要な研究であることをお話ししました。どちらに属するかはっきり分けられない試験もありますが，試験をデザインするときに大切なのは，efficacy と effectiveness のどちらが目的なのか，何をアウトカムとして評価するのか，介入および対照となる治療は何か，その試験では盲検化が可能か，あるいは必要なのかを考察することだと思います。

　また非盲検であれば，どのような形でバイアスを除去すればよいのかを考える必要があります。日本の学会では，しばしばこのあたりに混乱を来している研究が見られます。よくあるのは，研究の背景から考えると efficacy を評価する研究を実施すべきなのに，デザインが完全に effectiveness 評価型になっている研究です。逆に，effectiveness を評価しようとしているのに，研究計画はどこかの治験の計画書のコピー＆ペーストである場合もあります。

　研究を解釈する場合も同様で，治験型の研究結果を一般化することは困難ですし，治療方針を比較するような臨床研究を治験型の研究と同じように評価しても意味がありません。Effectiveness を評価するような研究は盲検化できないなど，バイアスのリスクがあることが前提ですが，

研究者がその状況で結果の信頼性を得るために何をしているのか，どこまでは信頼性があるとしてよいかなどを読み取る必要があると思います。

　研究を実施する際には，何を，何のために知りたいのかをはっきりさせてから計画すべきです。しかし残念ながら，日本には臨床研究を学ぶ確立されたカリキュラムがありません。新薬の治験に関しては，薬効（efficacy）を厳密かつ安全に評価するための規制，試験デザインやデータ管理，統計解析などが臨床医よりもむしろ生物統計学者の関与により研究され，進歩してきました。そのため，診療の現場での疑問を解決するような，医師が積極的に主導すべき effectiveness 評価型研究に関しては，疫学研究以外に方法論が確立しているとは言えず，研究を主導すべき臨床医に対し，この領域に関するトレーニングを提供できるところもあまりないのです（図15-1）。

　筆者が所属する琉球大学では，これまで毎年春と夏に臨床研究に関するワークショップを開催し，臨床研究を行える医師の育成に取り組んできました。さらに2015年から臨床研究に特化した大学院修士課程，博士課程のプログラムを提供しています。まだまだ米国の臨床研究大学院のような規模ではありませんが，リサーチクエスチョンを丁寧に拾い上げた研究を実現することを目標にしています。

ストレプトマイシン研究におけるバイアスの除去

　まず，非盲検試験でもきちんと実施すれば信頼性の高い結果を得られるという例を挙げます。前項「14　二重盲検法にも弱点はある」で，盲検化は長い歴史を有することをお話ししましたが，ランダム化割り付けが初めて行われたのは，1948年の Medical Research Council（MRC）study（29頁）におけるストレプトマイシン研究です[1]。この研究では，「ベッド上安静群」と「ストレプトマイシン投与＋ベッド上安静群」の比較が行われましたが，盲検化はなされませんでした。ストレプトマイシンの有効性を評価する初めての試験であり，プラセボを用いたほうがよかっ

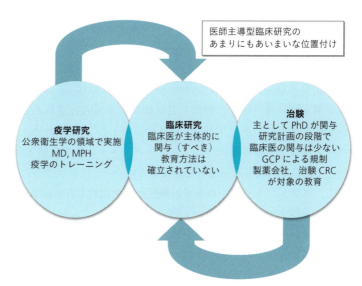

図 15-1　医師主導型臨床研究のあいまいな位置づけ
臨床上の疑問を解くためには，臨床医が主体的に関与すべき研究が多いが，その確立した教育プログラムはない．治験スタイルのガチガチなプロトコルを無理やりあてはめて失敗したり，あまりに雑なプロトコルで失敗することも多い．資金が豊富な場合，プロトコル作成，データ管理にも準ずる"丸投げ"も行われている．
原図＝兵庫医科大学臨床疫学・森本剛教授

たかもしれません．しかし，研究者たちは対照群の患者にプラセボの注射を行うのは非倫理的と考え（これは1つの見識だと思います），オープン試験でありながら信頼性の高いデータを得るための研究計画を作成しました．

　まず割り付けには，中央管理での封筒法が用いられています．封筒法は原始的なランダム化割り付けの方法でご存じの方も多いと思いますが，うまくいかないことがあります．なぜなら，中央で管理しない限り，封筒を破棄して割り付け内容を見る，患者の状態に合わせて割り付けられた治療を拒否（どうしてもストレプトマイシンを投与したい場合，「ベッド上安静」と記載されていても「ストレプトマイシン」のカードを引くまで破棄！）するなど，選択バイアスが生じて交絡因子の混入が避けられないためです．

「13　客観性の低いエンドポイントで治療効果を過大評価する」でお話ししたように，このように allocation concealment（割り付けの隠匿）が不可能になれば，結果に影響を及ぼします（106頁）。例えば，日本で行われた九州脂質治療研究（Kyushu Lipid Intervention Study：KLIS）[★1] では，ランダム化割り付けは「研究に参加した医師により neglect された」と記載されているように，ルールが守られませんでした[2]。そのため，コレステロール値は「医師の選択」によりプラバスタチン群で高値となり，対照群との比較が困難となってしまいました。

同様に，カプトプリルとこれまでの降圧治療を比較した Captopril Prevention Project（CAPPP）[★2] では，封筒法によるランダム化の失敗でカプトプリル群の血圧が高く，脳卒中リスクなどに関する評価が困難だと思われます。封筒法，特に参加施設で開封する方法を採用することはできれば避けたほうがよいのですが，ストレプトマイシン研究では中央ランダム割り付け（中央の事務局で開封）によってこれを克服しています。割り付けは，各施設で6人分を乱数表により決定したのですが，この詳細も研究者には隠匿されていました。オープン試験でありながら，このような用心深い方法で allocation concealment を確実にしたことにより，試験結果の信頼性を高めたと言えます。

適切なエンドポイントの評価法

もう1つ，ストレプトマイシン研究には重要な点があります。それは評価項目の客観性です。オープン試験の方法の1つに「13　客観性の低いエンドポイントで治療効果を過大評価する」でお話しした prospective randomized open blinded end-point study（PROBE法）があります（101頁）[3]。非盲検のランダム化比較試験（Randomized controlled trial：RCT）のエンドポイント判定を，割り付け治療を知らされていない第三者が判定するというものですが，これまでの降圧薬と比較的新しい降圧薬を比較した臨床試験である Swedish Trial in Old Patients with Hypertension（STOP）-2 [★3] において初めて使用されたと言われています[4]。

表 15-1　MRC によるストレプトマイシン研究の結果

	2 か月		4 か月		6 か月	
	ストレプトマイシン (n=55)	コントロール (n=52)	ストレプトマイシン (n=55)	コントロール (n=52)	ストレプトマイシン (n=55)	コントロール (n=52)
胸部 X 線 著明改善	8 (15)	0 (0)	25 (45)	0 (0)	28 (51)	4 (8)
胸部 X 線 中等度から軽度の改善	34 (62)	3 (6)	18 (33)	11 (21)	10 (18)	13 (25)
死亡	0 (0)	2 (4)	0 (0)	10 (19)	4 (7)	14 (27)

人（％）

ストレプトマイシン群では，安静のみの群と比較して死亡リスクが低く，また半数の患者で胸部 X 線所見の著明な改善が見られた。

STREPTOMYCIN treatment of pulmonary tuberculosis. Br Med J 2：769-782, 1948, Table 9 より改変

　しかし，この STOP-2 研究の 45 年前，このストレプトマイシン研究において，実は PROBE 法が採用されていたのです。当時は，現在のように試験開始前に主要および副次的評価項目を宣言するということは行われていなかったようですが，抄録を読むと，ストレプトマイシン研究では，「死亡」および「胸部 X 線の所見」を主要な評価項目にしていたようです。

　表 15-1 にストレプトマイシン研究の結果を示します。結核での死亡率が高い時代背景を反映しているとも言えますが，前項でお話ししたように，「死亡」は非盲検であることの影響を受けにくいのです。一方，「胸部 X 線の所見」は割り付け治療を含む試験の内容をまったく知らない複数の専門医により読影されました。もちろん胸部 X 線の撮影は，決められた予定どおりに行われています。X 線での病状の把握は客観性に問題がないわけではありませんが，このような形をとることで問題を明らかに少なくしたわけです。

　また，「死亡」という客観性の高い評価項目による結果と胸部 X 線という，いわばサロゲートマーカーの結果に，ストレプトマイシンの効果に関する一貫性があることも重要です。客観性に問題があっても，それ

が真のエンドポイント（「死亡」や「心筋梗塞」など）を予測できるものであれば評価する意義はありますし，次の試験やより短期間で薬効を評価したいときに役立ちます。

　例えば，本書にしばしば登場するJIKEI HEART STUDYでバルサルタンの効果があるとされた「狭心症での入院」はそれを示していません。ストレプトマイシン研究では，その他にも検査などの予定もあらかじめ定められていること，診療録のほかに症例報告書（case report form：CRF）が作成され，今で言うモニタリングを実施していること，すでに臨床研究コーディネーター（Clinical research coordinator：CRC）による試験支援実施が行われていることなど，試験の質を上げるためのさまざまな努力がなされています。このあたりの工夫をぜひ読み取るべきです。

SPRINTにおける信頼性

　薬剤の研究では比較的盲検化を実施しやすいかもしれませんが（もちろん実際に二重盲検用の製剤をするのはかなり大変です），治療方針の比較の盲検化は困難です。例えば，目標血圧を比較するような場合，患者も主治医も割り付け治療を知らないままに研究に参加することはできませんね。

　では，「6　臨床試験の患者は，あなたの外来の患者と同じ？」で取り上げた比較的新しい，降圧目標を比較した臨床試験であるSystolic Blood Pressure Intervention Trial（SPRINT）（51頁）では非盲検試験であるという弱点をどのように克服しているでしょうか？　特にこの研究では，「症状」である心不全の発症リスクが積極的降圧群で低い，あるいは腎機能の低下リスクは高いという結果が示されました。前者の心不全に関してはもともと客観性の問題と異なる診断基準が用いられていたことが問題でした。多くの診断基準では心不全の発症あるいは急性増悪での入院と慢性心不全を区別することは難しく，心不全以外の疾患での似た症状との鑑別にも問題がありました。この研究では比較的新しいAtherosclerosis Risk in Communities（ARIC）study（23頁）で用いられた基準と診断方法[5]が使

用されており，これは上記の鑑別に優れているとされています。定義は「(非代償の) 心不全，ポンプ機能の低下と矛盾しない複数 (multiple) の症状および所見を呈し，経静脈的な治療を行うために入院あるいは救急を受診」ですが，多くの診療情報から基準と診断のルールに則って複数の判定者が診断しています。したがって，これまでの Framingham study のうっ血性心不全診断基準を使った研究と異なり精確な診断を得ている可能性があり，非盲検試験でも大きなバイアスは生じていない可能性が高いと思います。

文 献

1) STREPTOMYCIN treatment of pulmonary tuberculosis. Br Med J 2：769-782, 1948［PMID：18890300］
2) The Kyushu Lipid Intervention Study Group：A coronary primary intervention study of Japanese men：study design, implementation and baseline data. J Atheroscler Thromb 3：95-104, 1996［PMID：9226461］
3) Hansson L, et al：Prospective randomized open blinded end-point (PROBE) study. A novel design for intervention trials. Prospective Randomized Open Blinded End-Point. Blood Press 1：113-119, 1992［PMID：1366259］
4) Hansson L, et al：Randmised trial of old and new antihypertensive drugs in elderly patients：cardiovascular mortality and morbidity the Swedish Trial in Old Patients with Hypertension-2 Study. Lancet 354：1751-1756, 1999［PMID：10577635］
5) Gress TW, et al：Hypertension and antihypertensive therapy as risk factors for type 2 diabetes mellitus. Atherosclerosis Risk in Communities Study. N Engl J Med 342：905-912, 2000［PMID：10738048］

★ 1　Kyushu Lipid Intervention Study (KLIS)
【対象】5,640 例。45～74 歳。脳梗塞と心筋梗塞の既往のない脂質異常症患者 (総コレステロール≧220 mg/dL)。【デザイン】非無作為割り付け，観察試験。【介入】プラバスタチン 10～20 mg/日 (3,061 例)，従来治療 (プロブコール，ベザフィブラート，スタチン系以外の脂質低下薬投与，食事および/あるいは運動療法，2,579 例)。【アウトカム】一次：冠動脈疾患死，非致死性心筋梗塞，経皮的冠動脈形成，冠動脈バイパス術，突然死。二次：脳梗塞の発症，総死亡。【結果】平均総コレステロール値は，プラバスタチン群が 259 mg/dL，従来治療群が 246 mg/dL であった。プラバスタチン群に割り付けられた患者は，冠動脈リスク因子で不利な結果となった。

★ 2　Captopril Prevention Project（CAPPP）
【対象】10,985 例。25〜66 歳。拡張期血圧 100 mmHg 以上。【デザイン】PROBE 法，多施設，intention-to-treat 解析。【介入】カプトプリル（5,492 例），一般的治療（利尿薬・β遮断薬，5,493 例）の 2 群に割り付け。【アウトカム】一次：脳卒中，全心筋梗塞（MI），その他の心血管疾患死。【結果】心血管死亡率は一般的治療群に比較してカプトプリル群で低い傾向がみられた（$P=0.092$）。脳卒中はカプトプリル群で有意に多かった（$P=0.044$）。全 MI の発症，心血管合併症発症，死亡の予防は両群間に差がなかった。

★ 3　Swedish Trial in Old Patients with Hypertension（STOP）-2
【対象】6,614 例。70〜84 歳。高血圧患者（収縮期血圧≧180 mmHg および/または拡張期血圧≧105 mmHg）。【デザイン】PROBE 法，多施設，intention-to-treat 解析。【介入】従来治療（β遮断薬，メトプロロール，ピンドロールまたはヒドロクロロチアジド＋アミロライド，2,213 例），ACE 阻害薬（エナラプリル 10 mg/日またはリシノプリル 10 mg/日，2,205 例），Ca 拮抗薬（フェロジピン 2.5 mg/日またはイスラジピン 2.5 mg/日）の 3 群に割り付け。【アウトカム】一次：致死性脳卒中，致死性心筋梗塞（MI），その他の心血管死亡。複合：致死性および非致死性脳卒中，致死性および非致死性 MI およびその他の心血管死亡。【結果】降圧効果は全群で差がなかった。脳卒中，心血管疾患の発症，死亡，複合エンドポイントの発生ともに差を認めなかった。

16 二重盲検化の方法の詳細は案外記載されていない

プラセボ比較試験でも二重盲検が困難な薬剤がある

　前項「15　治療方針を比較する研究を治験と同様に評価しても意味がない」では，プラセボやダミーを用いないオープン試験でも，さまざまな工夫をすることで客観性を維持し，信頼性のある結果を得ることが可能であることを，Medical Research Council（MRC）study（29頁）によるストレプトマイシン研究（「ベッド上安静」と「ストレプトマイシン投与＋ベッド上安静」の比較）を題材にお話ししました。しかし，薬剤同士の比較で，かつプラセボを使用しても盲検化が困難な場合があります。

　2005年に結果が発表されたAnglo-Scandinavian Cardiac Outcomes Trial（ASCOT）は，欧米の最近の試験では珍しく，冠動脈疾患を持たない高血圧患者を対象とした純然たる一次予防試験です。いわゆるconventional therapy（既存療法）としてこれまで多くの試験で用いられてきたβ遮断薬（アテノロール）ベースの治療（二次薬は利尿薬）と，新たな降圧薬としての長時間作用型Ca拮抗薬（アムロジピン）ベースの治療［二次薬はアンジオテンシン変換酵素（angiotensin-converting-enzyme：ACE）阻害薬のペリンドプリルエルブミン］をprospective randomized open blinded end-point study（PROBE）法で比較しています［Anglo-Scandinavian Cardiac Outcomes Trial-Blood Pressure Lowering Arm（ASCOT-BPLA）［★1］][1]。

さらに，2×2デザインとして，そのうち総コレステロール値が250 mg/dL（6.5 mmol/L）以下の患者においてアトルバスタチンとプラセボを比較した試験［Anglo-Scandinavian Cardiac Outcomes Trial- Lipid Lowering Arm（ASCOT-LLA）］[★2] を実施しています[2]。これは，1つの試験のなかにeffectiveness評価（"古い"降圧薬を用いた治療法と"新しい"降圧薬を用いた治療法の比較）と，どちらかというとefficacy評価（その当時スタチンの適応はないとされたコレステロール値正常の高血圧患者における治療）を組み合わせた研究と言えます。前者はいわばオープンでなければ実施しにくい試験ですし，後者はより客観性の高い二重盲検法が採用されて当然ですね。エンドポイントは「冠動脈疾患死」と「非致死性心筋梗塞」ですから，オープン試験でも十分な客観性を維持することができます。

ただ，コレステロール値を低下させる薬剤の完全な二重盲検試験の実施は，コレステロール値がわかってしまう可能性が高いので困難だと思います。完全な二重盲検法を行うならば，本来試験期間中は医師にも患者にもコレステロール値がわからないような研究計画を立案しなければなりません。しかしそうなると，経過中にコレステロール値が上昇して除外基準に抵触する場合もあるわけですから，倫理的な問題が生じる可能性も否定できません。

一方，コレステロール値を知ってしまえば何らかの形でのバイアスが生じますね。英国と違い，日本では人間ドックなどさまざまな測定の機会がありますから，二重盲検法の維持はもっと困難かもしれません。

β遮断薬に関しても，心拍数の変化という形で薬剤の服用がわかってしまうので，二重盲検法を用いるのは困難です。実際，β遮断薬と利尿薬，プラセボを比較したMRC studyでは，多くのβ遮断薬群の患者が離脱しています[3]。この試験は医師には薬剤を知らせている単盲検試験であったため，離脱をした患者のなかには心拍数の低下を懸念した医師による治療中止も含まれています。

二重盲検法の詳細は論文に明記する

　β遮断薬そのものではなくβ遮断薬を用いた治療法の評価を行うとすれば，割り付け治療を離脱してもβ遮断薬群として経過観察を続ければ評価は可能です．しかし，あまりに離脱が多いと何を見ているのかがわかりませんし，交絡因子の発生によりバイアスも生じます．離脱しなかったのが"心拍数の低下が顕著ではない"患者だとすれば，"薬をあまりきちんと服用していない"可能性もありますし，β遮断薬が効きにくい患者かもしれません．

　また，Losartan Intervention for Endpoint Reduction in Hypertension (LIFE) [★3] はβ遮断薬（アテノロール）とアンジオテンシンⅡ受容体拮抗薬［（angiotensin II receptor blocker：ARB）ロサルタン］を比較したものですが[4]，試験開始から4.5年後のアテノロール群の心拍数は66回/分ですから，上記の懸念が当てはまるかもしれません．このように，どの薬を服用しているかを完全に隠すことができない場合が少なからずあるため，二重盲検法の詳細は記載されるべきだと思います．

　しかし，ASCOT-LLAでは，二重盲検法を誰に，どのように実施したかについてはあまり詳しく触れられていません．ASCOTだけではなく，多くの論文で「プラセボと比較した」との記載はあっても，二重盲検化の方法，すなわち"Who was blinded?" "How blinding was achieved"に関しては，盲検法を採用したとされている研究の半分程度にしか記載がありません[5]．また，2000年と2006年に発表されたランダム化比較試験（Randomized controlled trial：RCT）を比較すると，「一次エンドポイントの記載」「症例数の設定の方法」「割り付けの隠匿」などは記載されるようになりましたが，盲検法についてはまだ改善されていないようです（図16-1）．

下位群	記載された論文数／総数		リスク比（95%CI）	リスク比（95%CI）
	PubMed 2006	PubMed 2000		
一次エンドポイント	324/616	232/519		1.18（1.04〜1.33）
症例数の設定の方法	279/616	142/519		1.66（1.40〜1.95）
ランダム化の方法	209/616	109/519		1.62（1.32〜1.97）
割り付けの隠匿	156/616	94/519		1.40（1.11〜1.76）
盲検法	160/616	148/519		0.91（0.75〜1.10）

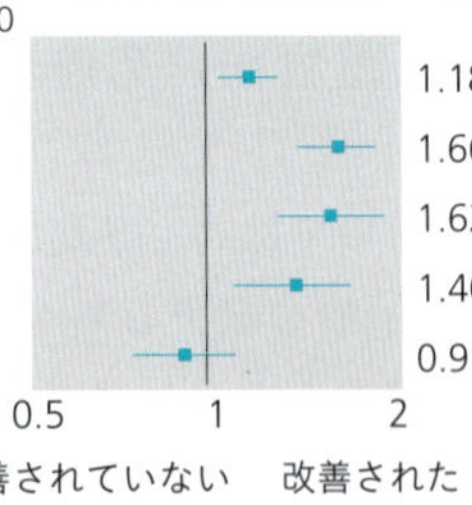

　　　　　　　　　　　　　　0.5　　1　　2
　　　　　　　　　　改善されていない　改善された

図16-1　2000年と2006年に発表された，RCTの方法の記載における違い
一次エンドポイント，症例数の設定の方法，ランダム化の方法，割り付けの隠匿に関しては記載された論文が増加したが，盲検の詳細については改善されていない．

Hopewell S, et al：The quality of reports of randomised trials in 2000 and 2006：comparative study of articles indexed in PubMed. BMJ 340：c723, 2010. doi：10.1136/bmj.c723, Fig.2 より改変

どのように比較すれば信頼性の高い結果を得られるのか

　おそらく臨床医が最も関心がある臨床的疑問の1つは，「ある薬剤を使用する治療が使用しない治療よりも予後を改善できるかどうか」だと思います．特に動脈硬化性疾患の場合はそうだと思うのですが，高血圧領域では比較試験が数多く行われてきました．しかし，例えばARBやCa拮抗薬がどの程度心血管リスクを下げるかを明らかにするには，別の薬剤と比較するのではなく，それらを使用する治療と使用しない治療の比較が必要です．

　さて，この使用する，使用しないについて，どのように比較すれば最も信頼性の高い結果を得ることができるのでしょうか？　その薬剤を使用した治療法と使用しない治療法のeffectivenessを比較するのですから，オープン試験のほうがよいという意見もあるかもしれません．つまり薬剤Aを使用していることを知っていることによって，A以外の治療についてより適切に行うことができるので，それを含めて「Aを使用した治療」として評価すべきという意見です．MRC studyの割り付け治療が医師には知らされた単盲検であったのもこれが理由です．

慢性疾患では試験期間も長くなるので，患者にプラセボを数年間服用していただくということには抵抗があるかもしれません．比較試験であれば，まだ両群とも治療介入を受けますが，プラセボ対照であれば介入がないことにも抵抗があるかもしれません．そもそも先ほど述べたように，プラセボを使っても完全な盲検化は無理だという意見もありますね．

　また一方で，知っていることにより発生するバイアスはやはり大きい，特にエンドポイントによってはオープンでは評価できない，プラセボ対照の比較であれば信頼性は高いとの意見も当然あると思います．次項ではこのあたりのことを具体的な例を挙げて議論したいと思います．

文　献

1) Dahlöf B, et al；ASCOT Investigators：Prevention of cardiovascular events with an antihypertensive regimen of amlodipine adding perindopril as required versus atenolol adding bendroflumethiazide as required, in the Anglo-Scandinavian Cardiac Outcomes Trial-Blood Pressure Lowering Arm（ASCOT-BPLA）：a multicentre randomised controlled trial. Lancet 366：895-906, 2005［PMID：16154016］
2) Sever PS, et al；ASCOT investigators：Prevention of coronary and stroke events with atorvastatin in hypertensive patients who have average or lower-than-average cholesterol concentrations, in the Anglo-Scandinavian Cardiac Outcomes Trial--Lipid Lowering Arm（ASCOT-LLA）：a multicentre randomised controlled trial. Lancet 361：1149-1158, 2003［PMID：12686036］
3) Medical Research Council Working Party：MRC trial of treatment of mild hypertension：principal results. Br Med J（Clin Res Ed）291：97-104, 1985［PMID：2861880］
4) Dahlöf B, et al；LIFE Study Group：Cardiovascular morbidity and mortality in the Losartan Intervention For Endpoint reduction in hypertension study（LIFE）：a randomised trial against atenolol. Lancet 359：995-1003, 2002［PMID：11937178］
5) Hopewell S, et al：The quality of reports of randomised trials in 2000 and 2006：comparative study of articles indexed in PubMed. BMJ 340：c723, 2010. doi：10.1136/bmj.c723［PMID：20332510］

★ 1　Anglo-Scandinavian Cardiac Outcomes Trial-Blood Pressure Lowering Arm（ASCOT-BPLA）

【対象】19,257 例．40〜79 歳．心血管イベントのリスク因子を 3 つ以上有する高血圧患者（未治療で 160/100 mmHg 以上，治療下で 140/90 mmHg 以上）．【デザイン】PROBE 法，多施設，intention-to-treat 解析．【介入】アムロジピンをベースとした治療（9,639 例），アテノロールをベースとした治療（9,618 例）の 2 群に割り付け．【アウトカム】一次：冠動脈疾患死および非致死性心筋梗塞．二次：非致死性心筋梗塞（症候性のみ）および致死性冠動脈疾患，全冠動脈疾患イベント，全心血管イベントおよび血行再建術，総死亡，心血管死亡，致死性/非致死性脳卒中，致死性/非致死性心

不全。三次：無症候性心筋梗塞，新規の腎機能障害，糖尿病の新規発症。【結果】試験は早期終了。トリグリセリド，HDLコレステロール，BMI，クレアチニン，血糖はアムロジピン群で有意に改善した。一次：発症数は両群間に有意差は認められなかった。総死亡，脳卒中，全冠動脈疾患イベントはアムロジピンをベースとした治療で有意に低かった。

★2 Anglo-Scandinavian Cardiac Outcomes Trial-Lipid Lowering Arm（ASCOT-LLA）
【対象】10,305例（ASCOT-BPLAの対象患者のうち，非空腹時の総コレステロール値250 mg/dL以下の患者）。【デザイン】ASCOT-BPLA（PROBE）後，さらにランダム化，プラセボ対照，二重盲検，多施設，2×2 factorial，intention-to-treat解析。【介入】ASCOT-BPLAのランダム化後，さらにアトルバスタチン10 mg/日（5,168例），プラセボ（5,137例）に割り付け。【アウトカム】ASCOT-BPLAに同じ。【結果】一次エンドポイントおよび脳卒中に対する有効性が確認されたため，3.3年（中央値）で早期終了。降圧治療試験終了予定の時点までアトルバスタチンは継続投与。一次：アトルバスタチン群で有意に発症が抑制された。二次：全脳卒中，総心血管イベント，総冠動脈イベントの発症がアトルバスタチン群で有意に低下した。

★3 Losartan Intervention for Endpoint Reduction in Hypertension（LIFE）
【対象】9,193例。55～80歳。本態性高血圧患者（座位血圧160～200/95～115 mmHg）。【デザイン】無作為割り付け，二重盲検，多施設，intention-to-treat解析。【介入】ロサルタン50 mg/日（4,605例），アテノロール50 mg/日（4,588例）の2群に割り付け。目標血圧≦140/90 mmHg（目標に達しない場合に，2，4，6か月後に行う治療を設定）。【アウトカム】一次：心血管イベント（死亡，心筋梗塞，脳卒中）。二次：総死亡，狭心症または心不全による入院，冠動脈または心不全による入院。【結果】両群の降圧度に差はなかった。心血管疾患の発生と死亡の抑制がロサルタン群で優れていた。

17 上乗せ試験の
メリット・デメリット

　前項「16　二重盲検化の方法の詳細は案外記載されていない」では，基本的に二重盲検法の採用は望ましいけれど，実際には困難な場合も多いことをお話ししました。本項では引き続き，多くの臨床医が知りたい「ある薬剤を使用する治療が，使用しない治療よりも予後を改善できるかどうか」という疑問に対して，オープン試験を実施することの問題点を論じてみたいと思います。

　このオープン試験の1つに，その時点での標準治療に介入群ではある薬剤を加え，対照群はそのままにして観察をするという方法をとり，上乗せ試験などと呼ばれる試験があります。前項でも述べたように，その薬剤の使用の有無を知っているが故に，それぞれの群で試験薬に関連した医療行為が発生しますが，これらの医療行為はその薬剤を使った治療法に含めると考えます。

　筆者自身の研究で恐縮ですが，利尿薬を使用する降圧と使用しない降圧を糖尿病リスクに関して比較する Diuretics in the management of essential hypertension（DIME）study（日本高血圧学会共催研究，図 17-1）[1]）はオープン試験であるため，使用群には利尿薬を使用していることを前提とした医療行為，すなわち代謝に関する副作用を予防しようとする種々の介入が発生する可能性があります。しかし，それは「利尿薬を使用した治療」に含まれると解釈できるということです。ただし，血糖に関する検査の回数をあらかじめ決めておかなければ，利尿薬群で糖尿病のリスクを予

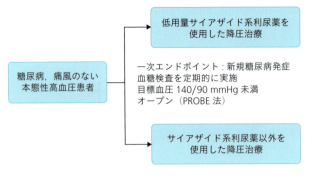

図 17-1　DIME のプロトコル
サイアザイド系利尿薬の糖尿病発症リスクに関する研究であるが，プラセボと利尿薬の比較ではなく，利尿薬使用の降圧療法と非使用の降圧療法の比較となっている．利尿薬使用群で頻回に検査を実施すればバイアスとなるので，両群とも定期的な血糖検査を実施する．

想してより多くの検査を実施し，その結果糖尿病を多く見つけるということが起こり得ます．

上乗せ試験における落とし穴

　一方，このような試験の対象となる薬剤をプラセボと比較するのではなく，薬剤を上乗せするかどうかで比較する場合の欠点は，各群間で治療の intensity（強度）が異なってしまう可能性があることです．以前よく行われていた，ある降圧薬を使う治療，使わない治療を比較するようなプロトコルは非常に現実的でかつ簡便ですが，実薬群が積極的介入群，対照群が積極的な介入を行わない群，とされてしまう可能性があり，それが結果に反映されている可能性があります．

　降圧薬や糖尿病薬の試験では，降圧や血糖降下の目標を定めて両群の治療の intensity を同等に保つ必要がありますが，現実にはなかなか難しいようです．例えば，24 週までに目標血圧ないし血糖値を達成することを指示し，4〜8 週ごとに目標血圧に達していない場合の追加すべき降圧薬とその用量を指示するというプロトコルも考えられます．心血管

アウトカムは血圧と関連するので，もし非介入群（薬剤を上乗せしない群）の目標血圧達成が遅れれば結果の解釈が困難になることを考えると，詳細なプロトコルを決めていたほうがよいのかもしれません。

しかし一方で，それでは試験のよい部分（現実的なところ）を損ない，そこだけ薬効評価型の試験となってしまいます。またそもそも血圧にしろ，血糖値にしろ，先述した Systolic Blood Pressure Intervention Trial（SPRINT）（51頁）研究が話題になるくらいですから，目標となる数値が確立しているとは言いがたいところがあります。一応学会からは推奨レベルが提案されていますが，それを裏づける臨床試験はそれほどありません。

筆者も共同研究者になっている Program of vascular evaluation under glucose control by DPP-4 inhibitor（PROLOGUE）[★1]は非盲検試験で dipeptidyl peptidase（DPP）-4 阻害薬シタグリプチン使用群，非使用群を，「内膜中膜厚（intima media thickness：IMT）」を主要評価項目として比較したものです[2]。この試験では IMT の中央測定を行うことによって非盲検試験のデメリットを克服しようとしていましたが，血糖値に関しては目標値（JDS HbA1c＜5.8％ または空腹時血糖＜110 mg/dL）を定めてシタグリプチン増量（シタグリプチン群）または他の薬を追加，増量（非シタグリプチン群）としています。結果としては血糖値には差はほとんどなく（12 か月後の HbA1c はシタグリプチン群 6.6％，非シタグリプチン群 6.7％），その点では問題はありませんでしたが，表 17-1 に示すように非シタグリプチン群の糖尿病薬の使用が多くなり，シタグリプチンの薬効としての IMT への効果を議論することは困難になっています。

上乗せ試験をプラセボ対照比較試験で行う利点と欠点

では，上乗せ試験をプラセボ対照で行ったとしたら，どのような利点があるでしょうか？　観察期間中の詳細な治療プロトコルの指示がなくても，例えば達成すべき目標血圧の設定があれば，ある程度治療の intensity を両群間で同等に保つことは容易になると思います。そして，エンドポイントの判定に関して言えば，より客観性を高く維持すること

表 17-1 糖尿病薬と他の薬剤の比較

薬剤	研究開始時			12か月後		
	シタグリプチン群 ($n=222$)	代替医療群 ($n=220$)	P値	シタグリプチン群 ($n=204$)	代替医療群 ($n=201$)	P値
スルホニル尿素薬	56 (25.2%)	52 (23.6%)	0.740	40 (19.6%)	66 (32.8%)	0.003
ビグアナイド	34 (15.3%)	32 (14.5%)	0.894	40 (19.6%)	69 (34.3%)	0.001
αグルコシダーゼ阻害薬	72 (32.4%)	66 (30.0%)	0.609	54 (26.5%)	84 (41.8%)	0.001
チアゾリジン	53 (23.9%)	53 (24.1%)	1.000	40 (19.6%)	64 (31.8%)	0.006
グリニド	7 (3.2%)	19 (8.6%)	0.015	4 (2.0%)	25 (12.4%)	<0.001
スタチン	169 (76.1%)	162 (73.6%)	0.584	151 (74.0%)	143 (71.1%)	0.578
フィブラート	3 (1.4%)	3 (1.4%)	1.000	3 (1.5%)	3 (1.5%)	1.000
ARB	132 (59.5%)	113 (51.4%)	0.104	120 (58.8%)	105 (52.2%)	0.195
ACE阻害薬	26 (11.7%)	36 (16.4%)	0.172	23 (11.3%)	32 (15.9%)	0.193

薬剤	24か月後		
	シタグリプチン群 ($n=192$)	代替医療群 ($n=193$)	P値
スルホニル尿素薬	36 (18.8%)	61 (31.6%)	0.005
ビグアナイド	45 (23.4%)	68 (35.2%)	0.014
αグルコシダーゼ阻害薬	46 (24.0%)	81 (42.0%)	<0.001
チアゾリジン	37 (19.3%)	62 (32.1%)	0.005
グリニド	3 (1.6%)	21 (10.9%)	<0.001
スタチン	142 (74.0%)	135 (69.9%)	0.427
フィブラート	3 (1.6%)	3 (1.6%)	1.000
ARB	117 (60.9%)	100 (51.8%)	0.081
ACE阻害薬	19 (9.9%)	31 (16.1%)	0.095

患者数(%)

Oyama J, et al：The Effect of Sitagliptin on Carotid Artery Atherosclerosis in Type 2 Diabetes：The PROLOGUE Randomized Controlled Trial. PLoS Med 13：e1002051, 2016. doi：10.1371/journal.pmed.1002051, Table 4 より改変

ができます.ある程度客観性に劣るエンドポイントの評価も可能かもしれません.もちろんそのようなエンドポイントを用いることによる治療法の効果の過大評価の問題は指摘されていますが,オープン試験によるさらなる過大評価は避けられると考えられます.結果として,プラセボ対照の試験とする場合には,信頼性が高く,かつ現実的で診療に応用しやすいデータが得られると思います.

■ RENAAL の場合

薬剤の efficacy ではなく,治療法の effectiveness を現実的なプロトコルで評価した最もよい研究の 1 つが Reduction of Endpoints in NIDDM with the Angiotensin II Antagonist Losartan(RENAAL)[★2]です[3]。RENAAL では,高血圧を合併する 2 型糖尿病性腎症の患者を対象に,ロサルタンとプラセボを比較しています(図 17-2)。

まず,試験前に服用していた薬剤は,アンジオテンシン変換酵素(angiotensin-converting-enzyme:ACE)阻害薬とアンジオテンシン II 受容体拮抗薬(angiotensin II receptor antagonist blocker:ARB)以外は継続して投与されています.薬剤の効能をみる試験でありがちな washout 期間(すべての薬剤の中止)はありませんし,何らかの指定薬への切り替えもありません.その後も血圧の目標値は定められていますが,試験薬(ロサルタンかプラセボ)の増量以外の具体的な指示はありません.残念ながら,試験初期に血圧差が生じていますし,その差が予後に関連した可能性は否定できませんが,十分な併用薬により,ロサルタンを用いた治療と用いない治療のより客観的な比較は可能であったと思います.そしてこの結果は,診療に比較的容易に適用できます.

■ IDNT の場合

同じく 2 型糖尿病性腎症を対象とした Irbesartan Diabetic Nephropathy Trial(IDNT)[★3]は,プラセボ,イルベサルタン,アムロジピンを比較したもので,やや薬効評価型研究になっています[4]。ある意味イルベサルタンの腎症進展抑制作用は証明されたと言えますが,「イルベサルタ

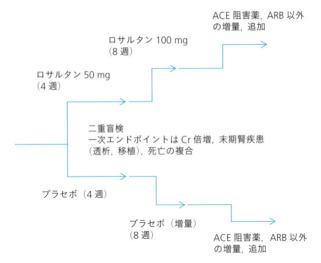

図 17-2　RENAAL のプロトコル

エンドポイントは比較的客観性の高いものが採用されているが，二重盲検法の採用により「末期腎疾患への移行」に関してより客観性を高くしている．現実的な治療プロトコルを採用し，この点で一般化が比較的容易である．

Lewis EJ, et al；Collaborative Study Group：Renoprotective effect of the angiotensin-receptor antagonist irbesartan in patients with nephropathy due to type 2 diabetes. N Engl J Med 345：851-860, 2001 をもとに筆者作成

ンを使用するがアムロジピンは使用しない治療法」と「イルベサルタンを使用しないがアムロジピンは使用する治療法」「どちらも使用しない治療法」の比較となり，現実の診療からはやや乖離しています．本研究は二重盲検法を採用しており，客観性は高く維持されているものの，RENAAL と比較すると，診療には使いにくいかもしれません．

　例えば，腎症進展や心不全リスクはイルベサルタン群が低いですが，その他の心血管イベント発生リスクはアムロジピン群が低い傾向にあります．実際は両者を併用するので問題はないわけですが，結果をみるとやや戸惑いますね．アムロジピンとバルサルタンを比較した Valsartan Antihypertensive Long-term Use Evaluation（VALUE）（58 頁）[5]においても，心筋梗塞リスクの減少にはアムロジピンが，心不全リスクの減少にはバル

サルタンがよいという結果が示されており，IDNT と同様に戸惑いを覚えます。やはり，その薬剤を使用した治療法の有効性の証明には，薬剤同士の比較試験やオープンの上乗せ試験よりもプラセボとの比較を行い，そのうえで現実的な研究計画による試験が最善ではないでしょうか。

プラセボを用いた上乗せ試験でも問題が生じることがある

最近多くの糖尿病薬が承認されましたが，米国食品医薬品局（Food and Drug Administration：FDA）のガイダンスにより承認前，あるいは承認後に心血管イベントリスクに関して「安全」であることを証明する必要が出てきました。そこで DPP-4 阻害薬や sodium glucose cotransporter（SGLT）-2 阻害薬，glucagon-like peptide（GLP）-1 受容体アゴニストなどの臨床試験が行われ，いずれも当初の目的である，これまでの治療による血糖管理における心血管イベントリスクに関して非劣性を証明できました。しかし，血糖値に関してはうまくいったとは言えません。

図 17-3 に示すように SGLT-2 阻害薬の EMPA-REG OUTCOME[6]（80頁）および GLP アゴニストの LEADER [★4][7] ではプラセボと比較して結果的に心血管イベントに関して優越性を示しましたが，すべて血糖値が実薬群で低下しています。本来非劣性は標準治療に対して新たな治療を評価する場合に成立するもので，これらの試験で達成されたプラセボ群の血糖値が果たして「標準治療」の結果なのか，疑問に思います。SGLT-2 阻害薬とプラセボを比較した EMPA-REG OUTCOME の血糖管理に関するプロトコルはプロトコル論文のサプリメントとして読むことができますが，血糖降下の調整について簡単な基準と方法が記載されているだけで，基本的に研究に参加した医師の裁量で行われることになっています。特に 12 週以降はそうです。結局 "Investigators were permitted to add anti-diabetes treatment to achieve the best standard of care according to local guidelines, based on FPG and HbA1c." という抽象的な表現でまとめられています。

比較的厳密に薬剤そのものの安全性を評価しようとする試験でありな

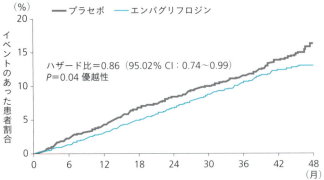

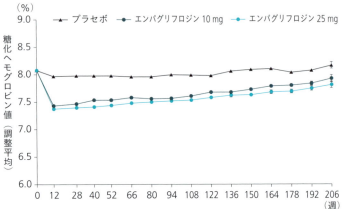

図 17-3 割り付けから試験終了までの推定平均値

Zinman B, et al；EMPA-REG OUTCOME Investigators：Empagliflozin, Cardiovascular Outcomes, and Mortality in Type 2 Diabetes. N Engl J Med 373：2117-2128, 2015, Fig. 1 および Marso SP, et al：LEADER Trial Investigators：Liraglutide and Cardiovascular Outcomes in Type 2 Diabetes. N Engl J Med 375：311-322, 2016, Fig. 1 より改変

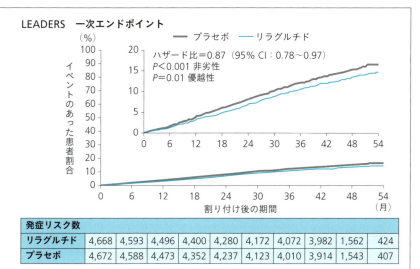

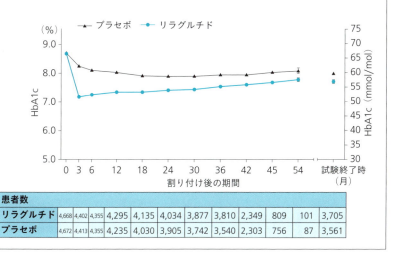

がら，血糖値のコントロールに関して厳密なアルゴリズムをあえて導入せず，その部分は薬効評価というよりも現実的な（いわゆるeffectiveness評価型の）臨床試験になってしまっています．このような場合，もしかしたら盲検化が逆に血糖値への迅速な対応を遅らせているのかもしれません．結果として血糖値の差がある以上，二重盲検プラセボ対照試験でも薬剤そのものの効果であるかどうかは結論づけられないと思います．次項では，この非劣性試験について解説します．

文献

1) Ueda S, et al；DIME Investigators：A randomised controlled trial for the evaluation of risk for type 2 diabetes in hypertensive patients receiving thiazide diuretics：Diuretics In the Management of Essential hypertension（DIME）study. BMJ Open 4：e004576, 2014. doi：10.1136/bmjopen-2013-004576 ［PMID：25031188］
2) Oyama J, et al；PROLOGUE Study Investigators：The effect of sitagliptin on carotid artery atherosclerosis in type 2 diabetes：the PROLOGUE randomized controlled trial. PLoS Med 13：e1002051, 2016. doi：10.1371/journal.pmed.1002051 ［PMID：27351380］
3) Brenner BM, et al；RENAAL Study Investigators：Effects of losartan on renal and cardiovascular outcomes in patients with type 2 diabetes and nephropathy. N Engl J Med 345：861-869, 2001 ［PMID：11565518］
4) Lewis EJ, et al；Collaborative Study Group：Renoprotective effect of the angiotensin-receptor antagonist irbesartan in patients with nephropathy due to type 2 diabetes. N Engl J Med 345：851-860, 2001 ［PMID：11565517］
5) Julius S, et al；VALUE trial group：Outcomes in hypertensive patients at high cardiovascular risk treated with regimens based on valsartan or amlodipine；the VALUE randomized trial. Lancet 363：2022-2031, 2004 ［PMID：15207952］
6) Zinman B, et al；EMPA-REG OUTCOME Investigators：Empagliflozin, cardiovascular outcomes, and mortality in type 2 diabetes. N Engl J Med 373：2117-2128, 2015 ［PMID：26378978］
7) Marso SP, et al；LEADER Trial Investigators：Liraglutide and cardiovascular outcomes in type 2 diabetes. N Engl J Med 375：311-322, 2016 ［PMID：27295427］

★1 Program of vascular evaluation under glucose control by DPP-4 inhibitor（PROLOGUE）
【対象】442例．30歳以上の2型糖尿病患者．【デザイン】無作為割り付け，PROBE法，多施設．【介入】シタグリプチン（222例），通常治療（シタグリプチン以外の経口糖尿病治療薬，220例）の2群に割り付け．【アウトカム】一次：総頸動脈の平均内膜中膜厚の変化率．【結果】両群に統計的な有意差は認められなかった．副次的な結果として，両群で治療薬の増量を行ったところ，シタグリプチン群でHbA1cが有意に低下した．有害事象は，低血糖が通常治療群で7例みられた．

★2 Reduction of Endpoints in NIDDM with the Angiotensin II Antagonist Losartan（RENAAL）
【対象】1,513例．31〜70歳．腎症（尿中アルブミン/クレアチニン比≧300 mg/g·Cr,

または尿蛋白排泄率≧0.5 g/日，血清クレアチニン値1.3〜3.0 mg/dL。【デザイン】無作為割り付け，プラセボ対照，二重盲検，多施設，intention-to-treat解析。【介入】ACE阻害薬とARB以外の降圧治療を継続したうえで，ロサルタン（50 mg/日，751例），プラセボ（762例）の2群に割り付け。【アウトカム】一次：血清クレアチニン濃度の倍増，末期腎障害，死亡。二次：心血管疾患による合併症＋死亡の発生，および蛋白尿，腎疾患の進展度。【結果】複合一次エンドポイントの発生は，プラセボ群47.1%に対しロサルタン群43.5%で，ロサルタン群のリスク低下率は16%だった。項目別には，血清クレアチニン値倍増のリスク低下率は25%。末期腎障害のリスク低下率は28%だった。ロサルタンの腎保護効果は降圧による効果より大きかった。

★ 3 Irbesartan Diabetic Nephropathy Trial (IDNT)
【対象】1,715例。30〜70歳。高血圧（SBP>135 mmHg，DBP>85 mmHg，または降圧薬療法の記録がある），蛋白尿（尿中蛋白排泄量≧900 mg/24 h）を有する例。血清クレアチニン濃度は女性1.0〜3.0 mg/dL，男性1.2〜3.0 mg/dL。【デザイン】無作為割り付け，二重盲検，多施設，intention-to-treat解析。【介入】イルベサルタン（75〜300 mg/日漸増投与，579例），アムロジピン（2.5〜10 mg/日漸増投与，567例），プラセボ（569例）に割り付け。必要に応じてACE阻害薬，ARB，Ca拮抗薬以外の降圧薬を併用。【アウトカム】一次：血清クレアチニン濃度の倍増＋末期腎障害発症＋総死亡。二次：心血管死＋非致死性心筋梗塞＋入院を要する心不全＋脳血管イベントによる永続性神経障害＋下肢切断。【結果】イルベサルタン群はプラセボ群と比較し一次エンドポイントの相対リスクが20%低下（$P=0.02$），またアムロジピン群との比較では23%低下した（$P=0.006$）。イルベサルタン群の血清クレアチニン濃度の倍増リスクは，それぞれと比較し33%低下（$P=0.003$），37%低下した（$P<0.001$）。末期腎障害は，プラセボ群およびアムロジピン群のそれぞれと比べ23%低下した（$P=0.07$）。これらの効果は降圧効果とは独立していた。二次エンドポイントは群間で有意差はなかった。

★ 4 Liraglutide Effect and Action in Diabetes：Evaluation of Cardiovascular Outcome Results（LEADER）
【対象】9,340例。50歳以上で2型糖尿病患者。50歳以上で心血管疾患を1つ以上有する，あるいは60歳以上で心血管リスク因子を1つ以上有する者。【デザイン】無作為割り付け，プラセボ対照，二重盲検，多施設。【介入】2週間のrun-in期間後，リラグルチド1.8 mg/日＋標準治療（4,668例），プラセボ＋標準治療（4,672例）の2群に割り付け。【アウトカム】一次：初発の心血管死亡，非致死性心筋梗塞（MI），非致死性脳卒中の複合エンドポイント。【結果】リラグルチド群のプラセボ群に対する非劣性および優越性が認められた。総死亡，心血管死亡，MI，細小血管イベント，糖尿病性腎症もリラグルチド群のほうが少なかったが，非致死性MI，脳卒中は同等であった。有害事象の発生率は両群で類似しており，有害事象による投与中止はリラグルチド群で有意に多かった。

18 非劣性試験は誰のために？

　近年糖尿病薬の開発が進み，多くの新薬が薬事承認されています。また，米国食品医薬品局（Food and Drug Administration：FDA）のガイダンスに沿って糖尿病薬の心血管イベントリスクへの効果を見る臨床試験が数多く発表されています。実はこれらはすべて新しい糖尿病薬がプラセボに比べて心血管イベントリスクを減らすという仮説を証明する「優越性試験」ではなく，プラセボに比べて心血管イベントリスクを上昇させないことを証明しようとする「非劣性試験」として実施されているのです。本項ではまずこのような状況になった背景を述べます。

糖尿病薬の治験の限界とロシグリタゾン問題

　糖尿病患者の血糖をコントロールする目的は血糖の降下により細小血管障害，大血管障害のリスクを下げ，よりよい予後を提供するところにあります。非常に大まかな言い方ですが，これまで積極的に血糖を降下させると細小血管リスクが下がることは明らかでしたが，大血管障害に関しては必ずしも期待したようなリスク低下が得られないことや，ある程度糖尿病歴の長い，すでに動脈硬化が進行した患者ではむしろ死亡率を上げる可能性も指摘されています。また薬剤としてはメトホルミンによる死亡率，大血管障害リスクの低下は報告されており，現時点ではメトホルミンベースの血糖降下が標準治療とされています。

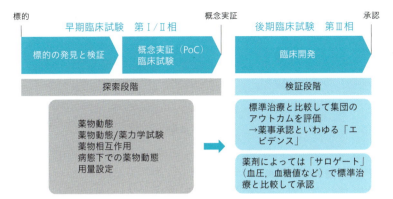

図 18-1 薬剤の開発
治験と呼ばれる臨床試験にはさまざまな段階があり，役割も異なる．
Orloff J, et al：The future of drug development：advancing clinical trial design. Nat Rev Drug Discov 8：949-957, 2009, Fig. 1 をもとに筆者作成

　一方，糖尿病薬の開発は血糖値を指標として行われています．少なくとも血糖の降下は細小血管障害リスクの低下につながるのでこれは間違ってはいませんが，2007年頃から明らかになったチアゾリジン系の糖尿病薬であるロシグリタゾン問題[1]は，薬剤によってはむしろ心血管イベントリスクを増加させる可能性があることを示唆しました．このような背景から，米国および欧州の規制当局は糖尿病薬の開発において，少なくとも安全性として心血管イベント（大血管障害）リスクが増加しないことを示すべきであるとしました[2,3]．これが多くの心血管イベントに関する糖尿病薬の非劣性試験が実施されるようになった背景です．

　ここには薬事承認をめざした「治験」の限界が見えます．治験は図18-1 に示すように，候補となる物質を初めてヒトに投与する臨床試験から始まり，薬効があることの証明，薬効と用量の関連を検討する用量設定試験，薬物動態試験，薬物動態・薬力学試験などを経て第Ⅲ相検証的試験ですでに標準的な治療法がある場合，標準薬との比較試験の結果と合わせ承認申請がなされます．

　糖尿病薬の場合，問題はこの治験における最終段階の試験でも薬剤の効果（有効性）はあくまで血糖値，HbA1cで評価されることです．先ほ

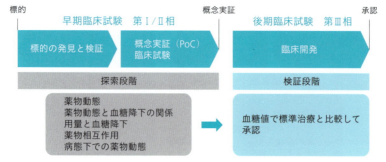

図 18-2　糖尿病薬の開発

Orloff J, et al：The future of drug development：advancing clinical trial design. Nat Rev Drug Discov 8：949-957, 2009, Fig. 1 をもとに筆者作成

ど述べたように，このような代替エンドポイントで評価することは細小血管障害を予防することにおいては間違っていませんが，大血管障害に関しては不十分ということになります。だいたい治験の期間は長くても52週間で，期間としても心血管イベントの評価には不十分です。さらに，治験では安全性を重視するために合併症のある患者や併用薬の多い患者は除外されることが多いので，いきおい心血管イベントのリスクが高い患者，糖尿病歴の長い患者も少なくなります。要するに，血糖値そのものを安全かつ厳密に評価できる患者が多数を占めることとなります（図 18-2）。

　第Ⅱ相試験も第Ⅲ相試験もそもそも心血管イベントリスクを評価するためにデザインされていないので，FDAがガイダンスで述べているような心血管イベントに関するメタ解析を第Ⅱ相，第Ⅲ相試験で行っても，心血管イベントそのものが少なすぎるなど結果の妥当性に問題が残ります。結局，治験では長期の心血管イベントリスクについての評価は不可能なのです。

非劣性試験のロジックと解釈

　新しい糖尿病薬についてはロシグリタゾンという「血糖値を下げても

心血管イベントのリスクが減らず，むしろ増加する可能性」がある薬剤の例があったため，規制当局の指示で非劣性試験が行われています。しかし本来非劣性試験は新しい治療が提案され，それがある程度有効性を期待できるうえになんらかのメリットを有する場合，プラセボと比較して十分な有効性が証明されている標準的治療に劣らなければ薬事承認も含めて治療方法として認められる，というロジックで行われます。つまり非劣性試験を行うには，まず標準治療が存在して（すなわち新しい治療とプラセボ比較試験を行うことは倫理的に問題が生じる状況で），過去の試験で十分有効性が証明されていることが必要です。

さらに，有効性に関して「非劣性」を証明しようとするのですから，新しい治療になんらかのメリットが存在する必要があります。薬価が安い，PCI などインターベンションであればより安全で便利などです。

図 18-3 に示すのはリスク比と信頼区間ですが，上の優越性試験の場合，新しい治療における心血管イベントリスク比の信頼区間の上限が 1 未満である場合，優越性があると結論づけられます。下の非劣性試験の場合，事前に非劣性マージンが設定され，リスク比の信頼区間上限がそ

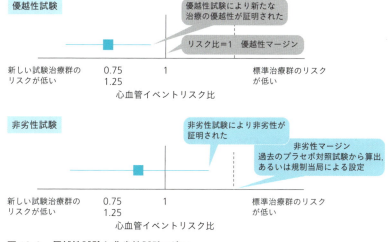

図 18-3　優越性試験と非劣性試験の違い

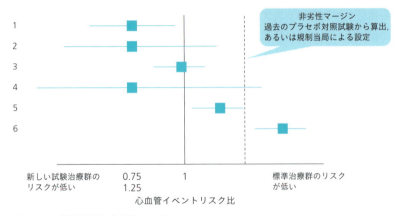

図 18-4　信頼区間と非劣性マージン

こよりも下であれば非劣性とされます。ただ結果によっては，解釈は簡単ではありません。

　結果の解釈については，実は難しい問題が存在します。図 18-4 は優越性および非劣性臨床試験の結果とその解釈ですが，1 では優越性は認められたと考えてよいでしょう。2 は，リスク比は同じですが，信頼区間が広いため優越性は証明できていません。ただし，もし非劣性試験であれば非劣性マージンよりも信頼区間の上限は下にありますから非劣性は証明されたことになります。3 は，リスク比はほぼ 1 ですが，やはり信頼区間の上限は非劣性マージンの下で，同様の結論です。

　4 は，1，2 とリスク比は同じですが，信頼区間の上限がマージンを超えており，何ら結論を出せない結果となっていますね。2 や 4 は心血管イベント数が予想よりも低かった場合（すなわち検出力が低い試験であった場合）などに生じます。FDA のガイダンスに沿った糖尿病薬の臨床試験の場合，これでは承認されないので，これを避ける目的もあって心血管イベントリスクの高い患者が登録されています。

　5 の解釈は困りますね。信頼区間の下限が 1 を超えているので，これは従来の治療が新しい治療よりも優れていることになりますが，一方上限は非劣性マージンの下にあります。信頼区間が狭い（イベントが多く，

検出力が高い）ことで生じたのですが，これで非劣性を主張できるとは思えません。6では信頼区間の下限が非劣性マージンを超えており非劣性は証明できず，劣っていることが証明されたということになります。

非劣性試験の正当性

■ 非劣性試験のマージン設定

非劣性試験の場合，このマージンの設定が厄介で，標準治療を介して間接的に効果を推定する形になります。そのため，例えば「標準治療はプラセボに比べて40％リスクが減少する」というような明確な過去の臨床試験の結果があればよいですが，プラセボとの比較試験がないなど，試験によってばらつきがある場合は，設定は簡単ではないと思います。

糖尿病薬の場合は，この非劣性マージンを図18-5のように設定しています[4]。どのような集団を解析の対象にするかについても注意が必要です。後ほどランダム化比較試験では，原則として割り付けた集団を途中でその薬剤を中止したとしても観察を継続して割り付けられた治療法の群として解析する，Intention to treat（ITT）解析について解説しますが

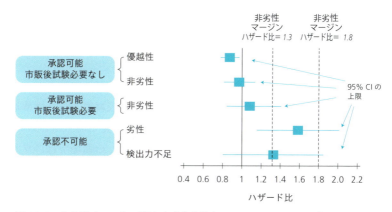

図18-5　心血管イベントに関する「非劣性」についてのFDAの要求

Hirshberg B, Raz I：Impact of the U.S. Food and Drug Administration cardiovascular assessment requirements on the development of novel antidiabetes drugs. Diabetes Care 34（Suppl 2）：S101-106, 2011, Fig. 1より改変

表 18-1　非劣性試験が正当化される要件：DOACs

非劣性試験が正当化される要件	糖尿病治療における現況
「標準治療」の存在	ワルファリン PT-INR が指標
「標準治療」がプラセボに比べ予後を改善することが明確に示されている	脳卒中全身塞栓症リスク 60% 減少
新たな治療にいくつかのメリットがある ・安い ・安全 ・便利 ・低侵襲	PT-INR の測定不要（不利な点でもある） 食事制限なし 相互作用を呈する薬剤はワルファリンよりは少ない ただし薬価は高い
非劣性マージンの根拠が明確である	根拠のある設定を行いやすい
異なる解析対象集団における解析（感度分析）を事前に計画している	リバーロキサバンでは結果の不一致が認められた

(191 頁)，この集団は，例えば A 薬に割り付けられても最後まで A を服用している割合は 80% くらいかもしれませんが，残りの 20% の途中で A 薬の服用を中止した患者も A 群として解析します。そうすると，もし A が有効であった場合も効果が薄まる可能性があり，「有意差の出にくい」解析であると言えます。非劣性ではしたがって，有効であるなら「有意差が出やすい」Per Protocol 解析（A 群は A をずっと服用していた患者）が採用され，さらに ITT など条件を変えた解析（感度分析）でも一貫した結果が出るほうが望ましいとされています。

■ 非劣性試験の正当性─DOACs の例

　これら非劣性試験の正当性について例を挙げて検討してみましょう（表 18-1, 2）。まず，非弁膜症性心房細動患者の脳梗塞予防の標準治療であったワルファリンに対して直接経口抗凝固薬（direct oral anticoagulants：DOACs）が非劣性を示して承認されました。この領域では，ワルファリンは標準治療として確立されており，メタ解析などでも脳卒中，血栓塞栓症の発症リスクを約 60% 下げるとされています[5]。したがって，DOACs とプラセボを対照として比較する優越性試験は成立しません。非劣性試験を組むだけのメリットについては，採血の必要がない（実はこれはデメリットでもあります），食事の制限が少ない，相互作用を呈

表 18-2　非劣性試験が正当化される要件：糖尿病薬

非劣性試験が正当化される要件	糖尿病治療における現況
「標準治療」の存在	メトホルミンベースの治療 目標となる血糖値についてはまだ議論がある
「標準治療」がプラセボに比べ予後を改善することが明確に示されている	肥満糖尿病ではメトホルミンベースの治療が予後を改善する
新たな治療にいくつかのメリットがある ・安い ・安全 ・便利 ・低侵襲	スルホニル尿素薬に比べ低血糖リスクが低い，体重が増加しないなど ただし薬価は高い
非劣性マージンの根拠が明確である	現代の糖尿病治療での標準治療によるリスク減少の程度ははっきりせず，根拠は示しにくい
異なる解析対象集団における解析（感度分析）を事前に計画している	EMPA-REG OUTCOME では計画されている

する薬剤が少ないなどがあります。したがって「非劣性」でも間接的にプラセボに対する効果は証明されていることになるので，非劣性試験の結果をもって薬事承認されたことになります。ただし価格が高いなどの問題が残ります。非劣性マージンはワルファリンのメタ解析の結果に基づいて設定されたようです。

■ 非劣性試験の正当性─糖尿病薬の例

　では，糖尿病ではどうでしょうか？　薬剤に関しては禁忌でない限りメトホルミンをベースにした治療が標準的治療とされています。ただしここで取り上げる心血管アウトカム試験の対象となった患者は糖尿病歴も長く，心血管合併症を有する患者の割合は70%を超えています。したがって糖尿病薬も複数投与されており，降圧薬やスタチン，アスピリンなど循環器領域の薬剤の使用も多いですが，メトホルミンはEMPA-REG OUTCOME（84頁）[6]で75%に使用されているので，薬剤に関しては標準治療と言ってよいかもしれません。ただ，DOACsの試験と異なり標準治療と標準治療に新薬を上乗せした治療の比較になっています。

　そこで問題になるのは経過中の血糖値です。糖尿病の標準治療とし

て，実は根拠に基づいた目標血糖値はありません．HbA1c 7% 未満という値がガイドラインで推奨されていますが，臨床試験による明確な根拠はまだないと思います．高齢者やすでに動脈硬化性疾患が存在する患者では目標とすべき血糖値が異なる可能性がありますが，設定されているとは言いがたい状況ですし，実際試験における血糖コントロール状況も理解しにくいです．対照群では EMPA-REG OUTCOME，Liraglutide Effect and Action in Diabetes：Evaluation of Cardiovascular Outcome Results（LEADER）（143 頁）[7]，Saxagliptin Assessment of Vascular Outcomes Recorded in Patients with Diabetes Mellitus—Thrombolysis in Myocardial Infarction（SAVOR-TIMI）（66 頁）[8] においてもだいたい HbA1c 8% 前後で推移しています．これが何をもって標準治療の結果と言えるのか，（ある程度はやむを得ないと思いますが）やや疑問です．

糖尿病の場合，心血管アウトカムを評価した純然たるプラセボ対照試験はあまりありません．UK Prospective Diabetes Study（UKPDS）は，対照は食餌療法やインスリンとスルホニル尿素（sulfonylurea：SU）薬です[9]．ですから有効性（リスク比）の推定はワルファリンよりも難しいと思いますし，したがって適切な非劣性マージンの設定も容易ではありません．一連の糖尿病薬の試験では FDA の勧告に基づき 1.3 としています．また図 18-5 に示したように，まず 1.8 をマージンとしてそこをクリアすれば薬事承認して，その後の臨床試験で 1.3 をクリアすれば正式に承認という方法もあります．

では新たな薬剤のメリットとは何でしょうか？　試験の前の時点ではもちろん有効性や安全性ははっきりしません．取り立てて血糖降下作用が大きいわけではありません．もちろん高価な薬剤です．強いて挙げれば，低血糖のリスクが SU 薬に比べると低い可能性があること，体重が増えないことなどでしょうか．この部分での正当性はやや弱いと思いますが，結局新薬はスイッチのみならず上乗せでも使用されるので，結果としてより多くの薬剤から選択できるようになるというメリットがあると思います．ここは，併用はしない DOACs と異なります．解析は複数の異なる解析対象集団をあらかじめ設定し，感度分析を適切に行っています．

結局誰のための臨床試験か

　いくつかの糖尿病薬の非劣性試験で感じることは，これらの研究は規制当局を向いたものであり，現場のクリニカルクエスチョンを解決する研究ではないということです．もちろん規制当局に承認され，「薬箱に入る」ことがなければ私たちは使うことはできませんから，必要な研究ではありますが，研究の結果は多くの疑問を残すことになります．

　最近発表された Canagliflozin Cardiovascular Assessment Study（CANVAS）program [★1] の結果[10]を見てみましょう．この研究は sodium/glucose cotransporter（SGLT）2 阻害薬であるカナグリフロジンのやはり心血管安全性を評価する非劣性試験です．当初の計画では薬事承認前に 4,330 人の患者を登録した CANVAS が開始され，まず非劣性マージン 1.8 をクリアし，薬事承認を受けました．このプロトコルは承認前ということもあり，100 mg/日，300 mg/日，プラセボを比較するというものでしたが，その後の患者の登録は行わず，本来腎臓に関連するアウトカムを評価するために承認後の臨床試験として計画されていた CANVAS-R をなんと合体させたのです．

　CANVAS-R は承認後に実施される試験ということもあり，カナグリフロジンは 100 mg/日でスタートし，300 mg/日まで増量可能なプロトコルですので介入が CANVAS とはまったく異なり，そもそも目的が異なる試験であり，エンドポイントが当初の設定（腎臓関係）から変更されています．あまり聞いたことないやり方で，これが結果にどのように影響するかはわかりませんが，とりあえず 1.3 の非劣性マージンはクリアしています．しかし，例えばこの薬剤をどのように使えばどのような患者でどの点で予後を改善できるのか，という問題はまったく解決できていません．心血管ハイリスク患者でもロシグリタゾンのようなことはないだろうということ，心不全は減るであろうこと，腎臓に関してもなんとなくメリットはあるということはわかりますが，臨床的な背景とその研究への反映があまりにも希薄なのです．

文献

1) Blind E, et al：Rosiglitazone：a European regulatory perspective. Diabetologia 54：213-218, 2011［PMID：21153629］
2) US Department of Health and Human Services Food and Drug Administration Center for Drug Evaluation and Research（2008）Guidance for Industry. Diabetes mellitus—evaluating cardiovascular risk in new antidiabetic therapies to treat type 2 diabetes.
https://www.fda.gov/downloads/Drugs/GuidanceComplianceRegulatoryInformation/Guidances/ucm071627.pdf（2017年12月20日閲覧）
3) EMA（2010）Guideline on clinical investigation of medicinal products in the treatment of diabetes mellitus—draft.
http://www.ema.europa.eu/docs/en_GB/document_library/Scientific_guideline/2010/02/WC500073570.pdf（2017年12月20日閲覧）
4) Hirshberg B, Raz I：Impact of the U.S. Food and Drug Administration cardiovascular assessment requirements on the development of novel antidiabetes drugs. Diabetes Care 34（Suppl 2）：S101-106, 2011［PMID：21525438］
5) Hart RG, et al：Antithrombotic therapy to prevent stroke in patients with atrial fibrillation：a meta-analysis. Ann Intern Med 131：492-501, 1999［PMID：10507957］
6) Zinman B, et al；EMPA-REG OUTCOME Investigators：Empagliflozin, Cardiovascular Outcomes, and Mortality in Type 2 Diabetes. N Engl J Med 373：2117-2128, 2015［PMID：26378978］
7) Marso SP, et al；LEADER Trial Investigators：Liraglutide and Cardiovascular Outcomes in Type 2 Diabetes. N Engl J Med 375：311-322, 2016［PMID：27295427］
8) Scirica BM, et al；SAVOR-TIMI 53 Steering Committee and Investigators：Saxagliptin and cardiovascular outcomes in patients with type 2 diabetes mellitus. N Engl J Med 369：1317-1326, 2013［PMID：23992601］
9) Effect of intensive blood-glucose control with metformin on complications in overweight patients with type 2 diabetes（UKPDS 34）. UK Prospective Diabetes Study（UKPDS）Group. Lancet 352：854-865, 1998［PMID：9742977］
10) Neal B, et al；CANVAS Program Collaborative Group：Canagliflozin and cardiovascular and renal Events in Type 2 Diabetes. N Engl J Med 377：644-657, 2017［PMID：28605608］

★1　Canagliflozin Cardiovascular Assessment Study Program（CANVAS）
【対象】10,142例。2型糖尿病，推算糸球体濾過量（eGFR）＞30 mL/分/1.73 m^2，30歳以上で心血管疾患（CVD）の既往，または既往はないが50歳以上でCVDのリスク因子を2つ以上有する者。【デザイン】無作為割り付け，プラセボ対照，二重盲検，多施設，intention-to-treat解析。【介入】2週間の単盲検，プラセボによるrun-in後，標準的な薬物療法＋カナグリフロジン（5,795例），標準的な薬物療法＋プラセボ（4,347例）の2群に割り付け。CANVAS：4,330例が対象［カナグリフロジン（300 mg群，100 mg群），プラセボ］。CANVAS-R：5,812例が対象［カナグリフロジン（100 mg/日で投与を開始し，300 mg/日に増量可），プラセボ群］。【アウトカム】一次：心血管死亡，非致死性心筋梗塞，非致死性脳卒中の複合エンドポイント。【結果】一次：プラセボ群と比較し，カナグリフロジン群で有意に少なかった。複合エンドポイントの各エンドポイントもカナグリフロジン群が減少した。腎機能については，アルブミン尿の進行はカナグリフロジン群で27％抑制された。カナグリフロジン群では，下肢切断のリスクが約2倍上昇した。

第 6 章

中間解析と早期終了

19 中間解析の「劇的な効果」は過大評価となっていないか

　臨床試験を実施する際には，Good Clinical Practice（GCP）に基づいて独立データモニタリング委員会（あるいはデータ安全性モニタリング委員会）が設けられています。

　承認申請を目的とする臨床試験（日本では治験と呼ばれる臨床試験）では当たり前のことですが，最近は日本でも，GCPが適用されない承認を目的としない試験においてもデータモニタリング委員会が設置されていることが多いと思われます。この委員会の1つの大きな役目は中間解析を行い，必要ならば試験の中止を勧告することです。これは，ヘルシンキ宣言にある「潜在的な利益よりもリスクが高いと判断される場合または明確な成果の確証が得られた場合，医師は研究を継続，変更あるいは直ちに中止すべきかを判断しなければならない（18条）」を実現するためです。

臨床試験を早期終了する理由

　臨床試験の早期終了の理由にはいくつかあります。ヘルシンキ宣言にあるように，中間解析の結果試験薬が優れていることが明らかになった場合のほかに，重大な有害事象が生じて被験者保護のために中止すべきであると判断された場合や，試験をこれ以上継続しても試験薬の有効性を示すことができそうにない場合，さらに他の試験で何らかの結果が報

告され現在の試験を継続する理由がなくなった場合などがあります。例えば，カナダの心房細動患者におけるワルファリンの臨床試験は，試験実施期間中にワルファリンの有効性を示す複数の臨床試験の結果が報告されたため中止となりました[1]。

　臨床試験の早期終了の本来の目的は，研究費を節約することでも，劇的な効果をいち早く報告することでもなく，あくまで被験者を保護することにあります。しかし，それには問題も多いのが実情です。動脈硬化性疾患の臨床試験はだいたい5年間の観察が行われますが，疾患の時間的な経過を考えると短すぎるという批判を受けることがあります。

　もし，5年の観察期間を予定していた試験で3年後の中間解析で中止を考慮する基準を満たし，中止となったとき，「劇的な効果があり，早期終了となった。すごい薬だ！」と考えてよいのでしょうか？　GCPと言うと承認申請のためのガイダンスに記載されている内容ばかりが強調されますが，本来は臨床試験を実施するにあたって目の前の被験者を護り，科学的に適切な研究を行って将来の患者を護ることが原則です。早期終了はもともと「目の前の被験者を護ること」を目的としますが，それが将来の患者を護ることにつながっているのかどうか，検証が必要ですね。

早期終了の動機

　近年，早期終了して報告される研究は増加しています。Montoriら[2]の調査によると，1984年までは試験薬が有益であるという理由で早期終了された研究はほとんどありませんでした。その後，徐々に増加したとは言え，2000年から2004年までの間にMedical Literature Analysis and Retrieval System On-Line（MEDLINE）に掲載されたランダム化比較試験（Rondomized controlled trial：RCT）のうち，試験薬の有益性が中間解析で明らかになったことによる早期終了はわずか0.1%（71/58,537）であるにもかかわらず，New England Journal of MedicineやLancetなどの主要医学雑誌に限って言えば，1.2%（47/3,859）が早期終了の論文なのです。すなわ

表19-1 中間解析において試験終了を考慮するP値

解析の回数		Pocock検定	Peto検定	O'Brien-Fleming検定
2	1	0.029	0.001	0.005
	2（最終解析）	0.029	0.05	0.048
3	1	0.022	0.001	0.0005
	2	0.022	0.001	0.014
	3（最終解析）	0.022	0.05	0.045
4	1	0.018	0.001	0.0001
	2	0.018	0.001	0.004
	3	0.018	0.001	0.019
	4（最終解析）	0.018	0.05	0.043
5	1	0.016	0.001	0.00001
	2	0.016	0.001	0.0013
	3	0.016	0.001	0.008
	4	0.016	0.001	0.023
	5（最終解析）	0.016	0.05	0.041

Schulz KF, Grimes DA：Multiplicity in randomised trials II：subgroup and interim analyses. Lancet 365：1657-1661, 2005, Table 2 より改変

ち早期終了した論文の多くは，おそらく試験薬の効果が劇的であることも理由となって主要医学雑誌に掲載されているのだと思います。

先述したように，中間解析や早期終了は本来，試験に参加した患者，あるいは試験で対象となった疾患を持つ患者のために行われるものです。しかし，製薬企業による研究が大半を占める現状と併せて考えると，そうとも言えない気がします。すなわち劇的な結果をより早く主要医学雑誌に報告すれば，製薬企業の利益にもなり（研究費も節約できます），研究者の"野心"のようなものも満たせるという動機です。

有効性が明らかになったために早期終了した試験における試験薬の効果が劇的に見えるのには，もちろん理由があります。まず，臨床試験の研究計画を作成するにあたり，中間解析後の試験中止に関する規則をあらかじめ決めておかなければなりません。試験終了時の解析で$P<0.05$であれば通常その試験薬は有効であるとされますが，中間解析ではより低いP値が求められます。表19-1に示すように，さまざまな方法があります[3]。

例えば，Peto 検定では，中間解析を何回行っても $P<0.001$ を早期終了の Boundary（境界）としています[4]。何度中間解析を行ったとしても早期終了をせずに試験が終了した場合，$P<0.05$ であれば有意差があるとします。したがって，Peto 検定で早期終了に至った試験の場合，試験薬と対照薬のエンドポイント発症リスクの差の検定における P 値は少なくとも $P<0.001$ なのですから，$P<0.05$ よりも劇的に見えるわけです。

他の方法を用いると，最終的な解析において有効とする P 値を低く設定することになりますが，中間解析に関してはそれほど差がなく，やはり早期終了したものの結果は劇的に見えますね。問題は，この「劇的な効果」が過大評価になっていないかどうかなのです。α 消費関数を用いるものについては後述します。

JUPITER における早期終了

Justification for the Use of Statins in Prevention：an Intervention Trial Evaluating Rosuvastatin（JUPITER）[★1] は，low-density lipoprotein（LDL）コレステロールが正常であるが血清 C-reactive protein（CRP）が高値である健常者（血清 CRP 値 0.2 mg/dL 以上）を対象として，ロスバスタチンとプラセボを比較した試験です[5]。この論文の著者らは，CRP が独立した心血管イベントのサロゲートマーカーになると提唱しており，事実スタチン系薬剤の副次的解析では仮説を支持するような結果が得られています。また，動脈硬化の進展には「炎症」が大きく関与しているとする Ross の提唱した動脈硬化の炎症仮説の視点からも興味が持たれる研究です。

一次エンドポイントは「心筋梗塞」「脳卒中」「動脈血行再建術」「不安定狭心症による入院」「心血管死亡」の複合です。この試験は，Event driven すなわち一次エンドポイントが 520 例発生するまで試験を継続するようにデザインされています。結果として，2 年足らずで早期終了となりました。図 19-1 にカプランマイヤー曲線を示しますが，一次エンドポイントに関して相対リスク低下は 44% と，これまでのスタチン系薬剤（25〜30% 程度の心筋梗塞リスク減少）の相対リスク低下と比較し，確

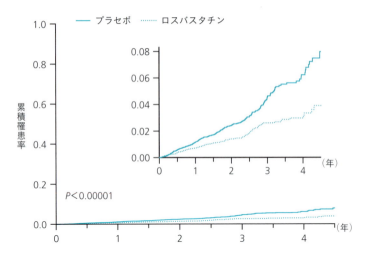

図 19-1　JUPITERにおける一次エンドポイントの発生と治療群間の差

発症リスク数									
ロスバスタチン	8,901	8,631	8,412	6,540	3,893	1,958	1,353	983	538	157
プラセボ	8,901	8,621	8,353	6,508	3,872	1,963	1,333	955	531	174

4年間の経過とされているが，実際の観察期間の中央値は1.9年。44%の相対リスクの低下（$P<0.00001$）が認められる。この試験では表のうちO'Brien-Flemingの基準を採用している。予定中間解析は2回で，初回の解析で試験終了となった。

Ridker PM, et al；JUPITER Study Group：Rosuvastatin to prevent vascular events in men and women with elevated C-reactive protein. N Engl J Med 359：2195-2207, 2008, Fig. 1より改変

かに"劇的"ですね（一次予防ですし，絶対リスク低下は大したことはありません）。

　さて，この結果は新たなスタチン系薬剤の適用を"強力に"示唆するものでしょうか？　それとも早期終了により過大評価しているのでしょうか？

文献

1) Laupacis A, et al：How should results from completed studies influence ongoing clinical trials? The CAFA Study experience. Ann Intern Med 115：818-822, 1991［PMID：1834003］

2) Montori VM, et al：Randomized trials stopped early for benefit：a systematic review. JAMA 294：2203-2209, 2005 ［PMID：16264162］
3) Schulz KF, Grimes DA：Multiplicity in randomised trials II：subgroup and interim analyses. Lancet 365：1657-1661, 2005 ［PMID：15885299］
4) Peto R, et al：Design and analysis of randomized clinical trials requiring prolonged observation of each patient. I. Introduction and design. Br J Cancer 34：585-612, 1976 ［PMID：795448］
5) Ridker PM, et al；JUPITER Study Group：Rosuvastatin to prevent vascular events in men and women with elevated C-reactive protein. N Engl J Med 359：2195-2207, 2008 ［PMID：18997196］

★ 1　Justification for the Use of Statins in Prevention：an Intervention Trial Evaluating Rosuvastatin（JUPITER）
【対象】17,802例。心血管疾患の既往のない50歳以上の男性，60歳以上の女性。LDLコレステロール＜130 mg/dL，高感度CRP≧2.0 mg/L，トリグリセリド＜500 mg/dL。【デザイン】無作為割り付け，プラセボ対照，二重盲検，多施設，intention-to-treat解析。【介入】ロスバスタチン投与（20 mg/日，8,901例），プラセボ（8,901例）の2群に割り付け。【アウトカム】一次：非致死性心筋梗塞，非致死性脳卒中，不安定狭心症による入院，血行再建（冠動脈バイパス，経皮的冠動脈インターベンション），心血管死亡の複合。【結果】早期終了。12か月後，LDLコレステロールは50％，高感度CRP（中央値）で37％，トリグリセリドは17％，ロスバスタチン群でプラセボ群よりも低下した（すべて$P<0.001$）。ロスバスタチン群の有効性は年齢，性別，人種，リスク因子を問わず認められた。

20 その有意差は「Random high」かもしれない

Rimonabant 臨床試験の早期終了

　2010 年の Lancet 誌に，抗肥満薬である Rimonabant の臨床試験の結果が掲載されていました[1]。代謝に関しては理想的な薬効を有する薬剤で，心血管イベントをエンドポイントとした試験の実施も妥当だと思いますが，最近では珍しく，有害事象（自殺をはじめとする精神症状）による早期終了となってしまいました。しかも，スポンサーの意向や独立データモニタリング委員会による勧告ではなく，規制当局による中止です。

　この薬剤は，国によってはすでに市販されており，これまでにも有害反応としてのうつ状態は報告されていました。ですから，およそ 2 万人を登録した後期の大規模な試験でこのような事態が発生したということは，これまでの臨床研究における安全性評価あるいは報告に問題があったのでしょう。

CHARM はなぜ早期終了に至らなかったか

　では，「明らかな効果が判明したこと」による早期終了に話を戻しましょう。前項「19　中間解析の『劇的な効果』は過大評価となっていないか」では，試験の早期終了はあくまでヘルシンキ宣言に基づき，試験

治療が優れていることが判明した場合に被験者保護を目的に行われるべきであるけれども，実際は試験実施者の都合で行われている可能性があることをお話ししました（156頁）。もちろん実際に効果が早期に判明し，その結果，早期終了となった研究もありますが，それが過大評価になっていないかどうか，注意する必要があります。

また前項では，早期終了のためにはより小さな P 値が必要とされることを説明しました（Peto 検定の方法だと $P<0.001$）（159頁）。つまり「その薬剤の結果が劇的であるから早期終了となった」という言い方もできるわけです。しかし早期終了は，あくまで「中間解析と同様の結果が，本来の試験期間で最後まで観察を継続したときにも得られる」という前提のもとに行われているはずです。もしそうでないなら，むしろ早期終了自体が非倫理的になりますね。このことを実際確かめることは困難なのですが，参考になる報告があります。

Candesartan in heart failure assessment of reduction in mortality and morbidity program（CHARM）[★1] は，心不全患者におけるカンデサルタンとプラセボの比較試験です[2]。アンジオテンシン変換酵素（angiotensin-converting-enzyme：ACE）阻害薬服用患者への追加投与（CHARM-Added），ACE 阻害薬が使用できない患者への投与（CHARM-Alternative），心収縮機能が維持（左室駆出率 40% 以上）されている患者への投与（CHARM-Preserved）という独立した 3 つの試験から成ります。

それぞれの試験の一次エンドポイントは心血管死亡と心不全悪化による入院なのですが，CHARM 全体（CHARM-Overall program）の一次エンドポイントは「総死亡」で，症例数も総死亡率の 14% の低下を予想して設定されていますし，早期終了の基準も総死亡のプラセボ群とカンデサルタン群の差に基づいています[2]。各試験における一次エンドポイントでの早期終了の基準は設けられていません。早期終了の基準としては，Peto 検定が用いられました。これも前項（159頁）でお話ししたように，中間解析を何回実施しても $P<0.001$ であれば早期終了を検討する，最終解析では $P<0.05$ で有意とするというものです。ただしこの試験では，試験開始後 18 か月以内に限っては，より厳しい条件（$P<0.0001$）を

表20-1 CHARM-Overall program，中間解析における総死亡と P 値の推移

分析データ	カンデサルタン	プラセボ	P 値
8/9/1999	8	4	0.3
3/27/2000	76	123	0.0007
7/27/2000	133	198	0.0002
3/1/2001	260	339	0.0006
8/9/2001	387	474	0.0010
2/22/2002	556	631	0.009
8/1/2002	682	756	0.015
最終報告（3/31/2003）	886	945	0.055

CHARM-Overall program では数回の中間解析が実施された．4回目の中間解析では P 値（0.0006）は早期終了の基準（$P<0.001$）を満たしたが，独立データモニタリング委員会は試験続行を勧告．その後 P 値は徐々に大きくなり，最終解析では $P=0.055$ となった．

Pocock S, et al：The data monitoring experience in the Candesartan in Heart Failure Assessment of Reduction in Mortality and morbidity（CHARM）program. Am Heart J 149：939-943, 2005, Table 1 より改変

満たせば早期終了を検討することになっていました[3]．

　結局 CHARM は早期終了に至りませんでしたが，実は中間解析では差が生じていたのです．表20-1 に示したように，1年後および1年半後の中間解析時，P 値はそれぞれ 0.0007（37% リスク減少），0.0002（34%）でした．通常の Peto 検定では早期終了を検討すべき値ですが，CHARM では事前の取り決めによって $P<0.0001$ を境界（boundary）にしていたので，早期終了とはなりませんでした．

　しかし，開始からほぼ2年が経過した時点の中間解析においては $P=0.0006$（24%）で有意差が得られたわけですから，これは明らかに早期終了の基準を満たします．ところが，独立データモニタリング委員会では早期終了とはせず，半年間試験の継続を勧告しました．確かに，その半年後の中間解析では $P=0.00103$（20%），その後は $P=0.009$，$P=0.015$ で試験はさらに継続され，最終解析ではリスク減少はさらに小さくなり，$P=0.055$（9%）となったわけですから，その判断は正しかったと言えます．なぜ委員会は $P=0.0006$ が得られた時点で終了の勧告をしなかったのでしょうか？「劇的な」結果であるのに．

Proof beyond a reasonable doubt

　この理由は論文中に記載されています[3]。まず，このような有意差が試験中に偶然生じることを知らなければなりません。臨床試験においては，介入によるリスク減少は試験期間を通して一定であればよいのですが，実際は図20-1に示すように変動し，Random high であるときに解析を行うと，実際よりも大きな治療効果を示してしまうことがあります[4]。CHARM の総死亡に関する全体解析も，図20-2に示すように当初 Random high でしたが，"Regression to the truth"（真実への回帰。当初 Random high を示していても繰り返し測定により真の値に近づく）により，今後カンデサルタンによる死亡リスク減少は小さくなると予想されたことが試験続行の大きな理由です。

　これまでのアンジオテンシンII受容体拮抗薬（angiotensin II receptor antag-

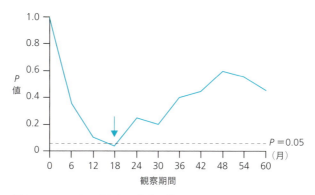

図 20-1　Random high による P 値
ある研究において，6か月ごとの中間解析で得られた，治療群と対照群の比較による P 値。変動が大きく，通常中間解析の基準では早期終了とはならないが，途中で P＝0.05 が得られている。その後 P 値は大きくなり，最終的には有意差は得られていない。中間解析で途中偶然「有意差」が得られることがあるが，変動による Random high である場合を考慮して，早期終了は慎重にすべきである。

Schulz KF, Grimes DA：Multiplicity in randomized trials II：subgroup and interim analyses. Lancet 365：1657-1661, 2005, Fig. より改変

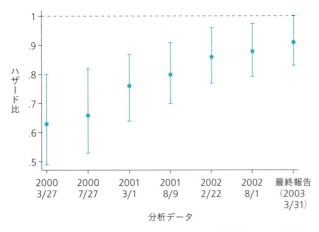

図20-2　CHARM-Overall program での中間解析における死亡リスク減少の変動

当初 40% 近いリスク減少が得られたが，解析を繰り返すたびにリスク減少は小さくなり，最終解析は 9% であった．当初の Random high から Regression to the truth が起こったと考えられる．

Pocock S, et al：The data monitoring experience in the Candesartan in Heart Failure Assessment of Reduction in Mortality and morbidity（CHARM）program. Am Heart J 149：939-943, 2005, Fig. 1 より改変

onist blocker：ARB）の試験のみならず，ACE 阻害薬や β 遮断薬の臨床試験ですらこのような劇的な死亡リスク減少は認められなかったこと（結果の一貫性）からも，Random high の可能性を捨てきれなかったのだと思います．また，もともと 2 年以上の観察での効果を評価するための試験であったこと，したがってある程度の期間にわたる有効性・安全性の評価が必要であること（目的との整合性）なども，早期終了を回避した理由となったようです．

　結局，このような試験の結果は心不全治療に大きな影響を与えるため，誇張された可能性のある劇的な結果よりも十分信頼するに足る結果（Proof beyond a reasonable doubt of treatment efficacy）を報告しなければならない，という意識が独立データモニタリング委員会にあったことが，より慎重な決定につながったのでしょう．これはむしろ早期終了が非倫理的になる可能性もあることを示唆していますね．また，この研究では結果とし

て十分な期間の観察をすることが可能となったため，3つのそれぞれの試験においても一次エンドポイント（心血管死亡と心不全悪化による入院）に関する十分な検出力を得ることができました．

　それでは，次項ではJustification for the Use of Statins in Prevention：an Intervention Trial Evaluating Rosuvastatin（JUPITER）（159頁）の早期終了の妥当性について考察してみましょう．

文献

1) Topol EJ, et al；The CRESCENDO Investigators：Rimonabant for prevention of cardiovascular events（CRESCENDO）：a randomised, multicentre, placebo-controlled trial. Lancet 376：517-523, 2010［PMID：20709233］
2) Pfeffer MA, et al；CHARM Investigators and Committees：Effects of candesartan on mortality and morbidity in patients with chronic heart failure：the CHARM-Overall programme. Lancet 362：759-766, 2003［PMID：13678868］
3) Pocock S, et al：The data monitoring experience in the Candesartan in Heart Failure Assessment of Reduction in Mortality and morbidity（CHARM）program. Am Heart J 149：939-943, 2005［PMID：15894981］
4) Schulz KF, Grimes DA：Multiplicity in randomized trials II：subgroup and interim analyses. Lancet 365：1657-1661, 2005［PMID：15885299］

★1　Candesartan in heart failure assessment of reduction in mortality and morbidity program（CHARM）
【対象】7,599例．18歳以上の症候性心不全患者（NYHA Ⅱ～Ⅳ度）．【デザイン】無作為割り付け，プラセボ対照，二重盲検，多施設，intention-to-treat解析．【介入】カンデサルタン（3,803例）とプラセボ（3,796例）の2群に割り付け（本試験は3つの試験からなり，それぞれに介入が異なる）．【アウトカム】一次：総死亡，心血管死亡＋心不全悪化による入院．【結果】総死亡，心血管死亡，心不全による入院がカンデサルタン群で有意に抑制された．

21 イベント発生数が少ない早期終了試験は要注意

前項「20 その有意差は『Random high』かもしれない」では，Candesartan in heart failure assessment of reduction in mortality and morbidity program (CHARM)（163頁）の中間解析の結果と，独立データモニタリング委員会の対応についてお話ししました．臨床試験の結果が診療に与える影響を考慮すると，早期終了に関しては，より慎重な対応が求められることを理解していただけると思いますし，委員会の見識も問われることになるのです．

本項では，いよいよ Justification for the Use of Statins in Prevention：an Intervention Trial Evaluating Rosuvastatin (JUPITER)[1]（159頁）の早期終了の妥当性について議論してみましょう．

早期終了試験の結果は過大評価されていないか？

■ JUPITER の早期終了

JUPITER は，「low-density lipoprotein（LDL）コレステロール 130 mg/dL 未満であるが，高感度 C-reactive protein（CRP）2.0 mg/L 以上」の健常者を対象として，ロスバスタチン（20 mg/日）とプラセボを比較したものです．一次エンドポイントは「心血管死亡」「非致死性心筋梗塞」「非致死性脳卒中」「血行再建（冠動脈バイパス，経皮的冠動脈インターベンション）」「不安定狭心症による入院」の複合エンドポイントです．スタチン系薬剤のこれまでの臨床試験では，ほぼ心筋梗塞（冠動脈疾患死，非致死性心筋

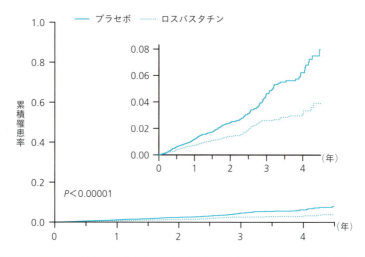

図21-1 JUPITERにおける一次エンドポイントの発生と治療群間の差

Ridker PM, et al：JUPITER Study Group：Rosuvastatin to prevent vascular events in men and women with elevated C-reactive protein. N Engl J Med 359：2195-2207, 2008, Fig. 1 より改変

梗塞）が単独のエンドポイントとして評価されていましたが，この試験ではその点が異なります．結果は，一次エンドポイントに関して44%リスクが低下しました（図21-1）[1]．

JUPITERでは，あらかじめ中間解析と早期終了に関する取り決めがなされています．2回の有効性に関する中間解析を実施し，O'Brien-Fleming検定を採用しています．これは「19　中間解析の『劇的な効果』は過大評価となっていないか」で表19-1にまとめましたが（158頁），早期終了を検討できるP値は1回目の中間解析では0.0005，2回目は0.014で，前項で紹介したCHARMでの規約とは異なります（163頁）．

JUPITERでは，1回目（6か月）の中間解析で$P<0.00001$の有意差が生じ，4年間観察する予定を試験開始後1.9年（中間値）で早期終了としました．問題は，これが前項でお話ししたRandom highの可能性がない

かどうかということです．実際のところ，JUPITERの結果がRandom highである，という証拠はなかなか得られません．

■ Montoriらのシステマティックレビューから見えてきたもの

ここに参考になる報告があります．Montoriら[2]は，試験薬が中間解析で有益であることが判明したとして早期終了になった143のランダム化比較試験（Randomized controlled trial：RCT）についてのシステマティックレビューを行いました．さまざまな興味深い結果が得られていますが，まず驚くのは，これら早期終了した試験のリスク減少の中央値が47%と非常に高いことです．取り上げられた試験は循環器疾患（25%），がん（21%）などが約半数を占めますが，この数値には違和感を持ってしまいますね．なぜなら，どのような治療であれ，単独の治療でエンドポイント発生リスクが半減することは，これまでの試験の結果を見ても考えにくいからです．

循環器領域でガイドラインを変えたような薬剤，例えばアスピリン（心筋梗塞二次予防），アンジオテンシン変換酵素（angiotensin-converting-enzyme：ACE）阻害薬（心不全や冠動脈疾患ハイリスク患者），β遮断薬（心不全，心筋梗塞）にしても，このような劇的な結果は得られていません．それを考えると，早期終了のリスク比の減少は過大評価されている，すなわちRandom highである可能性を否定できません．

JUPITERもリスク低下44%という，いかにも早期終了らしい劇的な結果です（ほかに，心血管系薬，製薬企業からの研究資金，『The New England Journal of Medicine』など，早期終了試験の特徴を兼ね備えています）．これまでのスタチン系薬剤の試験では，確かに一貫して心筋梗塞リスクを減少させるという結果が報告されてきましたが，リスク低下はだいたい30%程度です．したがって，JUPITERの結果はこれまでの試験結果からすると，「過大評価」の可能性があります．

Random high はイベント数が 200 以下の試験で起きやすい

　早期終了した試験でのイベント（エンドポイント）発生は，研究計画作成時に予想したものより少なくなります。先述した Montori ら[2] の研究では，早期終了した試験のイベント数中央値はなんと 66 しかありません。もし，全体で 66 しかイベントが発生しておらず，試験薬群と対照群との間で $P＜0.001$ で有意差が生じていたとすると，ざっと計算してリスク減少は 50％ 以上になります。やはり，イベント数が少ないうちは Random high としての劇的な差が生じやすいのでしょう。

　興味深いことに，早期終了試験では，報告されたイベント数が少なければ少ないほどリスク減少は大きく，この関連は総イベント数 200 以下で強いことが報告されています（図 21-2）[3]。つまり，イベント数が 200 以下の試験では，Random high が起こりやすいのですね。もちろん逆の解釈（差が大きいから途中で止めるので，イベント数が少ない）も否定はできませんが，前項の CHARM の結果やこれまでの臨床試験の結果から，これは考えにくいと思います。

　では，JUPITER のイベント数を見てみましょう（表 21-1）[1]。一次エンドポイントがロスバスタチン群で 142，プラセボ群で 251 発生しており，前述した 200 は超えています。それでは，Random high の可能性は否定できるのでしょうか？　注意しなければならないのは，これまでのスタチンの試験と異なり，これは複合エンドポイントの結果だということです。

　「心筋梗塞」の結果を見ると，全体で 99 のイベントしか発生しておらず，内訳はロスバスタチン群 31，プラセボ群 68 です。54％ のリスク減少ですが，これまでのスタチンの試験結果から，これは Random high による過大評価と解釈すべきでしょう。他のエンドポイント発生（「脳卒中」「不安定狭心症」）も単独ではそれぞれおよそ 50 程度で，リスク減少は 50％ 前後ですから，やはり過去の試験結果との一貫性のなさから Random

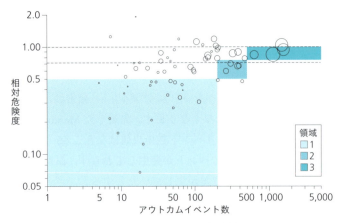

図 21-2　相対リスクの比とイベント総数のメタ回帰分析
色の濃淡で，過大評価に関して 3 つの領域に分類している．最も淡い 1 の領域は最も過大評価の可能性が高い試験であり，総イベント数は 200 以下で，リスク比はイベント数と相関する．色が濃くなるにしたがって，過大評価の可能性は低くなる．

Bassler D, et al：STOPIT-2 Study Group：Stopping randomized trials early for benefit and estimation of treatment effects：systematic review and meta-regression analysis. JAMA 303：1180-1187, 2010, Fig. 3 より改変

表 21-1　JUPITER における一次複合エンドポイントと，それを構成する各エンドポイントの発生数とリスク減少

	ロスバスタチン (n=8,901)		プラセボ (n=8,901)		ハザード比 (95%CI)	P 値
	患者数	年間100人あたり	患者数	年間100人あたり		
一次複合エンドポイント	142	0.77	251	1.36	0.56 (0.46〜0.69)	<0.00001
心筋梗塞	31	0.17	68	0.37	0.46 (0.30〜0.70)	0.0002
脳卒中	33	0.18	64	0.34	0.52 (0.34〜0.79)	0.003
血行再建	71	0.38	131	0.71	0.54 (0.41〜0.72)	<0.0001
不安定狭心症による入院	16	0.09	27	0.14	0.59 (0.32〜1.10)	0.09

一次複合エンドポイントは全体で 393 発生しているが，個々のエンドポイントの発症は血行再建を除けば 100 程度である．リスク減少も，過去のスタチンの試験結果と比較すると大きい．

Ridker PM, et al：JUPITER Study Group：Rosuvastatin to prevent vascular events in men and women with elevated C-reactive protein. N Engl J Med 359：2195-2207, 2008, Table 3 より改変

highによる過大評価だと解釈できます。

文献

1) Ridker PM, et al；JUPITER Study Group：Rosuvastatin to prevent vascular events in men and women with elevated C-reactive protein. N Engl J Med 359：2195-2207, 2008 ［PMID：18997196］
2) Montori VM, et al：Randomized trials stopped early for benefit：a systematic review. JAMA 294：2203-2209, 2005 ［PMID：16264162］
3) Bassler D, et al；STOPIT-2 Study Group：Stopping randomized trials early for benefit and estimation of treatment effects：systematic review and meta-regression analysis. JAMA 303：1180-1187, 2010 ［PMID：20332404］

22 早期終了を決定づけたのは一次エンドポイント？

前項「21 イベント発生数が少ない早期終了試験は要注意」では，早期終了となった Justification for the Use of Statins in Primary Prevention：an Intervention Trial Evaluating Rosuvastatin（JUPITER）（159頁）の結果は，Random high による過大評価の可能性が高いという話をしました（168頁）。特に最近は，複合エンドポイントを用いた試験が多いので，個々のエンドポイント，特に重要で重篤度が高いものがどの程度発生しているかを見ることが大切です。本項では，早期終了した他の試験の結果を見てみましょう。

ASCOT-LLA と CARDS の早期終了

■ ASCOT-LLA の場合

まず，他のスタチン系薬剤に関する臨床試験での早期終了について考察します。Anglo-Scandinavian Cardiac Outcomes Trial-Lipid Lowering Arm（ASCOT-LLA）（128頁）試験は，「総コレステロールが正常値であり，その他のリスク因子を3つ以上有する，しかし冠動脈疾患を有していない」高血圧患者を対象とした，アトルバスタチン 10 mg/日とプラセボを比較した試験です[1]。一次エンドポイントは，「冠動脈疾患死亡」と「非致死性心筋梗塞」です。2×2デザインで，Anglo-Scandinavian Cardiac Outcomes Trial-Blood Pressure Lowering Arm（ASCOT-BPLA）（127頁）試験[2]とし

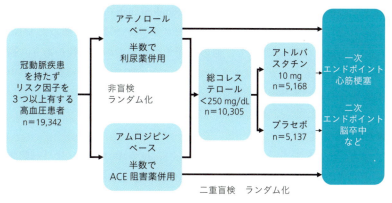

図 22-1　ASCOT のプロトコル概要

ASCOT は 2×2 デザインで，ASCOT-LLA（二重盲検）と ASCOT-BPLA（非盲検）から成る。どちらの試験も早期終了となったが，その理由は異なっている。

Sever PS, et al：ASCOT investigators：Prevention of coronary and stroke events with atorvastatin in hypertensive patients who have average or lower-than-average cholesterol concentrations, in the Anglo-Scandinavian Cardiac Outcomes Trial――Lipid Lowering Arm（ASCOT-LLA）：a multicentre randomised controlled trial. Lancet 361：1149-1158, 2003/Dahlöf B, et al；ASCOT Investigators. Prevention of cardiovascular events with an antihypertensive regimen of amlodipine adding perindopril as required versus atenolol adding bendroflumethiazide as required, in the Anglo-Scandinavian Cardiac Outcomes Trial-Blood Pressure Lowering Arm（ASCOT-BPLA）：a multicentre randomised controlled trial. Lancet 366：895-906, 2005 より再構成

てβ遮断薬アテノロールベースの降圧治療と Ca 拮抗薬アムロジピンベースの降圧治療の比較試験が同時に実施されています（図 22-1）[1,2]。エンドポイントはもちろん同じです。この研究も早期終了となりました。

　早期終了の基準としては，「20　その有意差は『Random high』かもしれない」でお話しした Candesartan in heart failure assessment of reduction in mortality and morbidity program（CHARM）（163 頁）でも用いられた，Peto 検定を採用しています。つまり中間解析の回数によらず，$P<0.001$ なら早期終了を検討する，というものです。結果としては，一次エンドポイントは 3.3 年後に 36% 減少し（$P=0.0005$），早期終了となりました。

　一次エンドポイントとしての心筋梗塞発症数を見ると，プラセボ群では 154 例，アトルバスタチン群では 100 例であり，相対リスク低下もこ

れまでの研究との一貫性が認められ，Random high の可能性は低いと考えられます。この試験の独立データモニタリング委員を務めた Stuart Pocock 氏は，「結果が明快で，他の集団での結果との一貫性があり，脳卒中においてもリスクを減少させていることが明らかになったため，中止を勧告した」と述べています[3]。

■ CARDS の場合

一方，Collaborative Atorvastatin Diabetes Study（CARDS）[★1] は「冠動脈疾患および脳卒中の既往のない，low density lipoprotein（LDL）コレステロール 160 mg/dL 以下」の 2 型糖尿病患者を対象に，アトルバスタチン 10 mg/日とプラセボを比較したものです[4]。この試験では ASCOT-LLA とは異なり，複合エンドポイントが用いられています。中間解析における早期終了の基準は，ASCOT-LLA 同様，Peto 検定が採用されています。結果として，2 回目の中間解析で一次複合エンドポイント（「心筋梗塞」「冠動脈疾患死」のほか，「不安定狭心症や心停止も含む急性冠イベント」「脳卒中」「冠動脈血行再建」）に基準を満たす有意差が生じ，独立データモニタリング委員会の勧告を受けて，予定された期間よりも 2 年早く中央値 3.9 年で試験は終了しました。

一次エンドポイントは 210 例（プラセボ群 127 例，アトルバスタチン群 83 例）発生していますが，個々のエンドポイントを見ると，表 22-1 に示すように「心筋梗塞」および「冠動脈疾患死」（スタチン系臨床試験で最もよく使用されるエンドポイント）がプラセボ群 65 例，アトルバスタチン群 43 例（34% リスク減少）となっています。これは，JUPITER と同程度ですね。

34% という数字は，他のスタチン系臨床試験との一貫性はありますが，脳卒中［全体で 60 例（プラセボ群 39 例，アトルバスタチン群 21 例），48% リスク減少。表 22-1 には最初のイベントとしてカウントされた数を記載しているため，全体で 56 例（プラセボ群 35 例，アトルバスタチン群 21 例）］は発症数が少なく，過大評価の可能性が高いのではないかと考えられます。

表 22-1　CARDSにおける一次複合エンドポイントを構成する個々のエンドポイント発生

	プラセボ	アトルバスタチン
致死性心筋梗塞	20	8
他の冠動脈疾患死	4	10
非致死性心筋梗塞	41	25
不安定狭心症	9	7
救命された心停止	0	0
冠動脈血行再建	18	12
致死性脳卒中	5	1
非致死性脳卒中	30	20

これまでのスタチン系臨床試験で用いられていたのは，ほぼ「致死性心筋梗塞」「その他の冠動脈疾患による死亡」「非致死性心筋梗塞」である。これらは全体で100例程度発生している。

二次エンドポイントで早期終了したASCOT-BPLA

ASCOT-BPLAは，先述したようにアテノロールベースの降圧治療とアムロジピンベースの降圧治療の比較試験です（図22-1）[1, 2]。英国には，National Institute for Health and Clinical Excellence（NICE）recommendationという一種のガイドラインがあります[5]。これはエビデンスに基づき，かつ費用対効果に優れた標準的治療法についてのガイドラインです。

英国の医療はNational Health Service（NHS）から提供されますが，出来高ではなく各地域に予算配分される形になっているため，コストも重要な問題です。2004年のNICEガイドラインでは，降圧薬としてまず利尿薬が推奨されており，糖尿病リスクが高くなければ併用薬としてβ遮断薬が推奨されています[6]。ですから，2004年までは「利尿薬＋β遮断薬」が標準的な降圧薬治療として推奨されていました。

このような背景から，ASCOT-BPLAにおいてもβ遮断薬アテノロールベースの治療は「これまでの標準降圧治療」という位置づけで，併用薬として利尿薬が用いられています。本試験の目的は，「従来の標準治

表 22-2　ASCOT-BPLA における個々のエンドポイント発生とリスク減少

	アムロジピンベースの治療（n＝9,639）	アテノロールベースの治療（n＝9,618）	リスク減少（95%CI）	P値
【一次エンドポイント】				
冠動脈疾患死,非致死性心筋梗塞	429	474	0.90（0.79〜1.02）	0.1052
【二次エンドポイント】				
脳卒中	327	422	0.77（0.66〜0.89）	0.0003
心血管死亡	263	342	0.76（0.65〜0.90）	0.0010
総死亡	738	820	0.89（0.81〜0.99）	0.0247

療は心筋梗塞のリスク減少には十分でなく，新しい降圧薬の組み合わせ［アムロジピンとアンジオテンシン変換酵素（angiotensin-converting-enzyme：ACE）阻害薬ペリンドプリルエルブミン］であれば，脳卒中リスク減少は同等としても，より心筋梗塞リスクを減少させるだろう」という仮説の検証にあります。したがって，一次エンドポイントは「冠動脈疾患死」と「非致死性心筋梗塞」なのですが，この試験は一次エンドポイントではなく，二次エンドポイントの結果で早期終了になったのです。

早期終了となった理由は，「脳卒中」や「心血管死亡」「総死亡」で明らかな差が生じているためです。というのは，これらは心筋梗塞で差が生じていなくても降圧薬治療を考えるうえで重要な問題だからです。そのため，このまま NICE recommendation での推奨を継続すると公衆衛生上問題であることなどが示唆されたのです。

実際，現在の NICE recommendation には本試験の結果が反映され，β遮断薬は推奨されていません[6]。この早期終了は，観察期間も 5.5 年と降圧薬臨床試験としては標準的な期間の後であり，表 22-2 に示すように十分な数のエンドポイントが発生しているので，死亡や脳卒中リスク減少効果を過大評価している可能性は低いと思います。もちろん早期終了は原則として単独の一次エンドポイントでの差を根拠に行われるべきですが，このような終了のあり方も，その研究の社会における位置づけや倫理という観点からは，あり得るのかもしれません。

SPRINT における早期終了

「6 臨床試験の患者は，あなたの外来の患者と同じ？」で紹介した Systolic Blood Pressure Intervention Trial（SPRINT）（51 頁）も早期終了です。論文には早期終了の取り決めについて記載がありますが，先ほどの Peto 検定とはやや異なる方法が用いられています。先述した Random high の問題と複数回解析に付随する問題に対応するため，あらかじめ有意水準を低く設定する，予定された中間解析の回数に応じた有意水準を設定する，最初の解析時は厳しく，徐々に上げるように設定する，などが行われていますが，SPRINT で使用された方法は比較的中間解析の時期や回数を事前に設定する必要がなく，かつ試験全体の有意水準を 5% にすることができる方法で，Lan-DeMets 法と呼ばれています。

すなわち横軸に情報時間（試験開始時を 0，想定されたイベント数が発生した時点を 1），縦軸に α 値とし α 消費関数を設定します。関数のタイプとして試験開始早期（イベント数が少ない時期）により厳しい O'Brien-Fleming 検定を採用しています。この研究では 2 回連続して関数より算出される boundary を P 値が下回ったことが早期終了の根拠です。

どちらかと言うと大雑把な Peto 検定に比べるとより科学的な感じがしますが，結局イベント数が少ない時点での解析は問題があるという点は変わりません。この方法で観察期間は当初予定された 5 年ではなく，3.7 年で終了しました。総死亡で差が生じており倫理的に終了すべきだと思われますし，イベント数は一次エンドポイントとして 562，単独のエンドポイントとして差が生じている総死亡は 365 ですから問題はなさそうです。ただ，リスク低下が大きい心血管死亡（n＝102，43% リスク減少）や心不全（n＝162，38% リスク減少）はやや少ないので，これらについてはある程度過大評価しているかもしれません。

文献

1) Sever PS, et al；ASCOT investigators：Prevention of coronary and stroke events with atorvastatin in hypertensive patients who have average or lower-than-average cholesterol concentrations,in the Anglo-Scandinavian Cardiac Outcomes Trial--Lipid Lowering Arm (ASCOT-LLA)：a multicentre randomised controlled trial. Lancet 361：1149-1158, 2003［PMID：12686036］
2) Dahlöf B, et al；ASCOT Investigators：Prevention of cardiovascular events with an antihypertensive regimen of amlodipine adding perindopril as required versus atenolol adding bendroﬂ umethiazide as required, in the Anglo-Scandinavian Cardiac Outcomes Trial-Blood Pressure Lowering Arm (ASCOT-BPLA)：a multicentre randomised controlled trial. Lancet 366：895-906, 2005［PMID：16154016］
3) Colhoun HM, et al；CARDS investigators：Primary prevention of cardiovascular disease with atorvastatin in type 2 diabetes in the Collaborative Atorvastatin Diabetes Study (CARDS)：multicentre randomised placebo-controlled trial. Lancet 364：685-696, 2004［PMID：15325833］
4) Pocock SJ：When (not) to stop a clinical trial for benefit. JAMA 294：2228-2230, 2005［PMID：16264167］
5) NICE. https://www.nice.org.uk（2018 年 1 月 10 日閲覧）
6) Hypertension. https://www.nice.org.uk/guidance/cg127（2018 年 1 月 10 日閲覧）

★1　Collaborative Atorvastatin Diabetes Study（CARDS）
【対象】2,838 例。40～75 歳。心血管疾患の既往がなく罹病期間が 6 か月以上の 2 型糖尿病患者（LDL コレステロール≦159.8 mg/dL，空腹時トリグリセリド≦600.0 mg/dL）。【デザイン】無作為割り付け，プラセボ対照，多施設，intention-to-treat 解析。【介入】アトルバスタチン（10 mg/日，1,428 例），プラセボ（1,410 例）の 2 群に割り付け。【アウトカム】一次：複合（致死性心筋梗塞，他の冠動脈疾患死，非致死性心筋梗塞，不安定狭心症，蘇生された心停止，冠動脈血行再建，致死性脳卒中，非致死性脳卒中）。【結果】早期終了。一次：アトルバスタチン群でリスクが有意に低下した（$P=0.001$）。

23 早期終了では長期の治療による影響，副作用が評価できない

　日本では，これまで承認を目的とした治験以外の臨床試験に関しては規制がありませんでしたが，2018年4月からは特定臨床研究とされるものは臨床研究法を遵守して行うこととなりました。薬事承認をめざす薬剤の臨床試験はそもそも「医薬品の臨床試験の実施に関する省令」〔Good Clinical Practice（GCP）省令〕を遵守して行う必要があるわけですが，すべての臨床試験が承認申請をめざすわけではなく，すでに治験を終えて承認された薬物を用いた治療法を比較する研究や降圧目標のような治療方針の比較試験（Systolic Blood Pressure Intervention Trial：SPRINT）（51頁）もあります。こうした試験にも同じ規制を適用させるのは考えものです。はじめに規制ありきではなく，研究ごとに被験者の安全性とデータの信頼性を担保するためにはどうすればよいかという現実的な視点が必要ですね。

　そして，臨床試験では，主として被験者に対する試験自体の倫理性が議論されますが，誤りのない結果を報告して将来の患者を護ることも考えなければなりません。いわばこれからの社会に対する倫理性も考慮する必要があります。早期終了の倫理的な問題とはまさにそこなのです。

研究の過大評価は誰にどのような不利益をもたらすのか

　これまで述べてきたように，早期終了で起こりやすい最も重要な問題

は，結果の過大評価です．論文の執筆者は，自身の論文について「治療法の効果を過大評価しているかもしれない」などとは絶対に書かないので，診療する側が気をつけて結果を読むしかありません．直接読むことができればまだよいのですが，これがガイドラインに掲載されたり，保険適用になったりすると，より多くの患者に影響します．

臨床試験を実施して，科学的に妥当な結果を社会に提供することが臨床研究者の責務ですから，誤った，あるいは過大に評価された結果を提供することは，社会に対して倫理的に問題があると言わざるを得ません．さらに薬物治療に関しては，"誰に""いつ""どのくらいの期間""どのような用量"を用いれば最善かという問題が常に発生します．早期終了により，あたかもこれらまでもが解決されたように誤解されることも問題です．

逆に，独立データモニタリング委員会の見識により早期終了を回避し，愚を犯すことなく正しい結果を得た場合もあります．「20　その有意差は『Random high』かもしれない」では Candesartan in heart failure assessment of reduction in mortality and morbidity program（CHARM）についてお話ししましたが（162頁），急性骨髄性白血病（acute myeloid leukemia：AML）の治療に関する比較試験である MRC AML 12 [★1][1]でも，図23-1 に示すように試験開始直後には劇的な死亡リスクの大きな減少が観察されたものの，観察を継続すると結局差異は見出されませんでした．独立データモニタリング委員会は，初期の死亡リスクの劇的な減少は，医学的に implausible であることを主たる理由として試験を継続したわけですから，この見識により，AML の患者は余計（かつ有害）な治療を受けなくて済んだわけです．

治療の安全性と有効性は慎重に，長期にわたり検討する

中間解析も含めて，主要評価項目を正しく評価することは，将来の患者を護るという視点から最も重要な点ですが，早期終了は試験から得られるであろうさまざまな一次エンドポイント以外の情報にも影響します．「19　中間解析の『劇的な効果』は過大評価となっていないか」「21

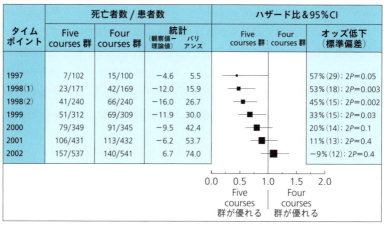

図 23-1　MRC AML 試験中間解析における死亡リスクハザード比
中間解析における各治療群の死亡数とハザード比。初期の中間解析では Five courses 群で劇的な死亡リスクの減少が認められているものの，試験の継続により差は認められなくなった。
Wheatley K, Clayton D：Be skeptical about unexpected large apparent treatment effects：the case of an MRC AML12 randomization. Control Clin Trials 24：66-70, 2003, Fig.1 より改変

イベント発生数が少ない早期終了試験は要注意」「22　早期終了を決定づけたのは一次エンドポイント？」で取り上げた Justification for the Use of Statins in Primary Prevention：an Intervention Trial Evaluating Rosuvastatin（JUPITER）（159頁）は C-reactive protein（CRP）高値の健常者を対象とした試験であり，心筋梗塞の二次予防を目的とした患者が対象の試験とは異なります。つまり現時点では，薬物介入が必要だと考えられていない対象者における予防医学的な視点からの研究ですから，結果が公衆衛生に与える影響は大きく，治療の安全性と有効性を慎重に，より長期にわたって評価する必要があったのではないでしょうか。

　わずか1.9年間の観察期間は，この研究の目的を考えると適切ではありません。事実，主要評価項目ではありませんが，新規糖尿病の発症がロスバスタチン群で多いことが報告されています[2]。試験をそのまま継続していた場合の糖尿病リスクについての懸念は払拭されません。一連の抗アルドステロン薬の心不全患者を対象とした臨床試験でも早期終了

で劇的な結果が報告されていますが，先述したように高カリウム血症のリスクは現実の診療で認められるよりも低く報告されています。

このように，主要評価項目としては設定されていないものの長期間の薬物治療においては重要になる項目，特に副作用を評価する機会が早期終了により失われてしまう可能性は否定できません。もともと長期にわたる薬物療法を想定した試験なのに，「科学的に適切な試験を行い，適切な情報を将来の患者に提供する」ことになっていませんね。

ヘルシンキ宣言に謳われていたように，被験者の保護と有効とされた治療の現場への速やかな提供を目的とした中間解析と早期終了ですが，現代では多くの問題点を抱えているようです。

文献

1) Wheatley K, Clayton D：Be skeptical about unexpected large apparent treatment effects：the case of an MRC AML12 randomization. Control Clin Trials 24：66-70, 2003［PMID：12559643］
2) Ridker PM, et al；JUPITER study group：Rosuvastatin to prevent vascular events in men and women with elevated C-reactive protein. N Engl J Med 359：2195-2207, 2008［PMID：18997196］

★ 1 　The Medical Research Council Acute Myeloid Leukemia 12 trial（MRC AML 12）
【対象】504例。16歳未満の急性骨髄性白血病患者。【デザイン】無作為割り付け。多施設。【介入】寛解導入療法としてミトキサントロン/シタラビン/エトポシド（251例），ダウノルビシン/シタラビン/エトポシド（253例）の2群に割り付け，270例を4コース（135例）または5回（135例）に割り付け。【アウトカム】完全寛解率，部分寛解率，全生存率，無再発生存率，無イベント生存率。【結果】ミトキサントロン/シタラビン/エトポシド群で無再発生存率および再発率が良好だったが，寛解導入率および全生存率では差がなかった。4コースと5コースの間で完全寛解率に差はなかった。

24 有益性が過大に，危険性が過小に評価される

　本章ではここまで早期終了の問題点について議論してきました。被験者保護，臨床試験結果を迅速に社会へ提供することが目的であった早期終了がいつの間にかさまざまな問題点を抱えるようになり，倫理的にも必ずしも正当ではないことをおわかりいただけたかと思います。

EMPHASIS-HF の背景と概要

　Eplerenone in Mild Patients Hospitalization and Survival Study in Heart Failure（EMPHASIS-HF）[★1] は，New York Heart Association（NYHA）心機能分類 II 度で左室駆出率 30% 未満（QRS 130 msec 以上の左室駆出率 30〜35% を含む）の心不全患者を対象とした，抗アルドステロン薬エプレレノンとプラセボを比較した試験です [1]。一次エンドポイントは「心血管死亡」と「心不全による入院」の複合です。これまでの心不全臨床試験の結果から，アンジオテンシン変換酵素（angiotensin-converting-enzyme：ACE）阻害薬と β 遮断薬が死亡率を低下させることは明らかですが，依然として予後は悪く，また ACE 阻害薬のみではレニン・アンジオテンシン・アルドステロン系（Renin-Angiotensin-Aldosterone System：RAAS）が十分に抑制されないという実験的な試験もあります。したがって，他の RAAS 抑制薬の追加が予後をさらに改善できるかどうかは確かに重要な問題と言えます。

　これまでアンジオテンシン II 受容体拮抗薬（angiotensin II receptor antagonist

表24-1　EMPHASIS-HFにおけるエンドポイント発生

	エプレレノン (n=1,364)	プラセボ (n=1,373)	ハザード比	P値
一次エンドポイント（心血管死亡＋心不全による入院）	249（18.3%）	356（25.9%）	0.63	<0.001
総死亡	171（12.5%）	213（15.5%）	0.76	0.008
心血管死亡	147（10.8%）	185（13.5%）	0.76	0.01
心不全による入院	164（12.0%）	253（18.4%）	0.58	<0.001
高カリウム血症による入院	4（0.3%）	3（0.2%）	1.15	0.85

Zannad F, et al；T EMPHASIS-HF Study Group：Eplerenone in patients with systolic heart failure and mild symptoms. N Engl J Med 364：11-21, 2011, Table 2より一部引用

blocker：ARB）の追加によって，カンデサルタンが総死亡率を改善したという試験結果が出されているものの（11%，統計学的には有意ではない），バルサルタンとプラセボを比較した試験では死亡率の減少はなく，予後の改善に関する一貫した成績はありません．むしろ有害事象が増加する可能性も示唆されています．

　これに対し，抗アルドステロン薬は重症心不全では死亡率を低下させましたが，軽症から中等症の患者における臨床試験は行われていませんでした．このEMPHASIS-HFは，まさにこの比較的軽症の心不全患者を対象としたものです．結果は，中間解析で一次エンドポイント発生リスクの明らかな低下がエプレレノン群において認められ（47%リスク低下），観察期間（中央値）21か月で早期終了となりました（表24-1）．

イベントは十分に発生しているものの……

　EMPHASIS-HFでは，一次エンドポイントが両群合わせて271例および542例（推定されたイベント数の30%，60%）発生した時点で中間解析を実施し，$P<0.001$であれば早期終了を考慮するという早期終了の基準が定められています．2回目の解析でこの基準を満たしたため，エプレレノン投与は明らかに有益であると判断されたようです．

　またこの試験では，以前問題点を指摘した，重篤度，客観性に差があ

る複合エンドポイントを使用しています。二重盲検法を採用していますから，判定でバイアスが生じることはないとしても，本来は死亡率を重視すべきだと思います．実際，「20　その有意差は『Random high』かもしれない」で取り上げた Candesartan in heart failure-assessment of reduction in mortality and morbidity program（CHARM）（163頁）では，死亡率のみが早期終了の指標となっていました．心血管死亡のほうがより特異的に薬剤の効果を評価し得るという意見もありますが，死亡原因の診断は必ずしも容易ではなく，死亡リスクの高い患者では総死亡で評価すべきという考え方もあるのです．

　EMPHASIS-HFでは，総死亡が384例発生し，エプレレノン群で24%低下していました．以前述べたように，早期終了の問題点の1つは，エンドポイント発生が少ないときにRandom highが生じ，早期終了するためのリスク低下の過大評価（イベント数が少ないときにはリスク減少が大きくならないと$P<0.001$にならない）が生じることです．ですから，その点に関しては問題は少ないと考えられます．JUPITERでは，複合エンドポイントがある程度発生していましたが，個々のイベントの発生が少なかった（心筋梗塞は99例）のです．ただし，表24-1からわかるようにCHARMのように死亡率のみを基準にしていれば早期終了にはならなかった，という点は何かひっかかりますね．そもそも同じ疾患の臨床試験で早期終了を検討するエンドポイントが異なるのはおかしいと思います．

観察期間への疑問

　EMPHASIS-HFの問題点は，早期終了の結果，観察期間がわずか21か月となったことです．重症心不全を対象とした，より短い観察期間が正当化されるRandomized Aldactone Evaluation Study（RALES）[2]（30頁）の24か月よりも短く，EMPHASIS-HFと同様に軽症から中等症の心不全患者を対象としたCHARM-Added[★2]（カンデサルタンとプラセボとの比較）[3]やStudies of Left Ventricular Dysfunction（SOLVD）Treatment Trial[★3]（ACE阻害

薬であるエナラプリルとプラセボの比較)[4] の半分（いずれも観察は 41 か月）なのです。

　とりわけ，CHARM は数回の中間解析で比較的明瞭な死亡リスクの減少（開始後 1 年で 30% 以上，$P=0.0002$，総死亡は 331 例）が認められたにもかかわらず観察を続けたところ，リスク減少は徐々に低下し，最終的には CHARM 全体で 10% 程度でした。18 か月から 24 か月後のリスク減少は 25% から 20% ですから，この時点で試験を終了していれば EMPHASIS-HF と同程度のリスク減少が報告できたわけですが，これでは過大評価になってしまいます。したがって，21 か月と短い観察期間で結論を出した EMPHASIS-HF でも同様のことが生じた可能性は否定できないのです。

　しかも EMPHASIS-HF では，ほぼ 90% の被験者が（死亡率を低下させる）ACE 阻害薬または ARB と β 遮断薬を服用しており，単独の薬剤の効果は証明しにくい試験であるにもかかわらず，研究者が予想した以上の相対リスク減少が得られています。例えば SOLVD Treatment Trial では，当然それらを服用していない状態での比較でしたが，死亡率の低下は 16% です。

　一方で，重症心不全における RALES では ACE 阻害薬を服用していても抗アルドステロン薬スピロノラクトン群で死亡率が 30% 低下しており，この結果からは対象患者，薬剤が異なるとは言え，一貫性があるように見えます。つまり心不全患者において，抗アルドステロン薬による治療が最も有益であることを示唆しているのかもしれないのです。ただし，RALE も早期終了試験であり（平均観察期間 24 か月），過大評価されている可能性に留意すべきです。

　安全性評価の観点から見ると，やはり EMPHASIS-HF の観察期間は短すぎ，危険性を過小評価している可能性があります。「4　観察研究も，RCT も，ある一部分を見ている」において，RALES では重篤な高カリウム血症の発生がプラセボ群と比較してさほど多くなく，安全であると報告されたものの，その後のコホート研究ではスピロノラクトンの処方の増加とともに入院を要する高カリウム血症や死亡が倍増したこと

をお話ししました（25頁）。

　EMPHASIS-HFでも，やはり重篤な高カリウム血症の発生は少ないのですが，これは，本試験の対象患者が心不全患者としては若く，腎機能もよく，何より臨床試験に参加することでより頻回に検査を受け，安全性確保のためにプロトコル上さまざまな努力がなされていた結果だとも考えられます。

　さらに，観察期間が短いことも影響しているかもしれません。結局，今後外的妥当性の高い観察研究を実施しなければ安全性は評価できないかもしれませんが，EMPHASIS-HFにおいても比較的軽症だからこそ，エプレレノンの有害反応の欠点を重視し，より長期の観察によって評価すべきであったと思います。

　あらゆる薬物療法において，有益性と危険性のバランスを慎重に検討しなければなりませんが，早期終了はどうしても前者を過大に，後者を過小に評価してしまう可能性があります。早期終了試験結果を読み，診療に応用しようとするとき，この点を忘れてはなりません。

文献

1) Zannad F, et al；T EMPHASIS-HF Study Group：Eplerenone in patients with systolic heart failure and mild symptoms. N Engl J Med 364：11-21, 2011 ［PMID：21073363］
2) Pitt B, et al：The effect of spironolactone on morbidity and mortality in patients with severe heart failure. N Engl J Med 341：709-717, 1999 ［PMID：10471456］
3) McMurray JJ, et al：Effects of candesartan in patients with chronic heart failure and reduced left-ventricular systolic function taking angiotensin-converting-enzyme inhibitors：the CHARM-Added trial. Lancet 362：767-771, 2003 ［PMID：13678869］
4) Yusuf S, et al；SOLVD Investigators：Effect of enalapril on survival in patients with reduced left ventricular ejection fractions and congestive heart failure. N Engl J Med 325：293-302, 1991 ［PMID：2057034］

★ 1　Eplerenone in Mild Patients Hospitalization and Survival Study in Heart Failure（EMPHASIS-HF）
【対象】2,737例。55歳以上のNYHA心機能分類Ⅱ度の心不全患者。左室駆出率＜30％もしくは左室駆出率＞30〜35％でQRS時間が130 msec超。ACE阻害薬，ARBあるいは両薬剤併用，β遮断薬が推奨量または最大忍容量投与されている薬物治療中の患者。【デザイン】無作為割り付け，プラセボ対照，二重盲検，多施設，intention-

to-treat 解析。【介入】エプレレノン（心不全薬物治療にエプレレノンを追加投与，1,364例），プラセボ（心不全薬物治療，1,373例）の2群に割り付け。【アウトカム】一次：心血管死亡＋心不全による入院の複合エンドポイント。二次：総死亡＋心不全による入院の複合エンドポイント，総死亡，心血管死亡，全入院，心不全による入院，心血管疾患による入院。【結果】早期終了。標準治療へのエプレレノンの追加投与は，プラセボに比べて死亡および心不全による入院のリスクを有意に抑制した。

★2 CHARM-Added
【対象】2,548例。6か月以内の左室駆出率≦40％かつ一定量のACE阻害薬で30日以上治療中の患者。【デザイン】無作為割り付け，プラセボ対照，二重盲検，多施設，intention-to-treat 解析。【介入】カンデサルタン（1,276例），プラセボ（1,272例）の2群に割り付け。【アウトカム】一次：心血管死亡＋心不全悪化による入院。【結果】心血管死亡，心不全悪化ともにカンデサルタン群で有意に低下した。特にACE阻害薬＋β遮断薬例およびACE阻害薬を推奨量で投与した例において，発生リスクが低下した。

★3 Studies of Left Ventricular Dysfunction（SOLVD）Treatment Trial
【対象】2,569例。平均年齢61歳。左室駆出率≦35％，約90％がNYHA Ⅱ～Ⅲ度。【デザイン】無作為割り付け，プラセボ対照，二重盲検。【介入】エナラプリル（1,285例），プラセボ（1284例）の2群に割り付け。エナラプリル群は5 mg/日または10 mg/日より開始し20 mg/日を目標に漸増。【アウトカム】総死亡，うっ血性心不全による死亡もしくは入院，心血管死亡（うっ血性心不全を伴わない不整脈，うっ血性心不全に伴う不整脈，心筋梗塞），脳卒中。【結果】総死亡：エナラプリル群の死亡リスクはプラセボ群に対し16％低下した。またエナラプリル群の心血管死亡はプラセボ群に対し18％低下した。うっ血性心不全を伴わない不整脈死は差がなかった。うっ血性心不全による入院もエナラプリルにより抑制された。

25 Intention to treat（ITT）解析の持つ意味

　前項まで，いささかしつこく早期終了にかかわる問題点についてお話ししました。それは，研究費とスポンサーとの関連，研究のインセンティブ，結果の過大評価など，現代の臨床試験のあり方をめぐる問題点を端的に表しているからです。本項では，解析の対象が適切でない場合も結果の過大評価を招く場合があることをお話しします。

何を評価したいのか？

　「14　二重盲検法にも弱点はある」で薬効（efficacy）を評価する研究（多くは新薬の承認申請を目的とした治験）とその薬を使った治療法の効果（effectiveness）を評価する研究は異なり，それぞれ目的と整合性を持つ研究デザインが要求される，という話をしました（112頁）。例えば，「新薬Aが安全に血圧を下げる」という薬効を証明しようとするとき，解析対象は薬剤を服用した被験者に限り，服用しなかった被験者を解析対象から外したほうが，より正確に評価できますね。なぜなら，服用していない患者では薬効を評価できないからです。これはPer protocol解析と呼ばれますが，薬効評価という観点からは問題がないと考えられます。

　一方，薬効ではなく，（すでに市販されている）薬剤を用いた治療法を評価する試験の場合，上記とは異なる解析手法，評価項目が用いられます。例えば，先述した新薬Aが降圧薬として承認されたのち，Aを使用

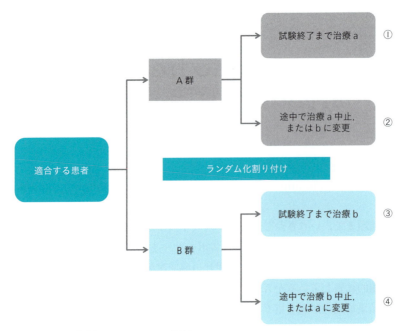

図 25-1　ITT 解析と Per protocol 解析
ランダム化割り付けで治療 A 群と B 群のいずれかに割り付けられても，必ずしも全員の患者が割り付けられた治療を試験終了まで受けるわけではなく，さまざまな理由で離脱あるいは別の治療に変更されたり，別の群の治療を受けたりすることもある。しかし通常は，治療法を比較して真のアウトカムを評価する effectiveness 評価型研究あるいは pragmatic trial では，変更，中止にかかわらず割り付けられた治療群として解析する（ITT 解析，①＋② vs. ③＋④）。これに対して薬効を評価するような研究や非劣性の評価では Per protocol 解析（① vs. ③）を行うことがある。また割り付けられた群にかかわらず実際に受けた治療で比較する（①＋④の一部 vs. ②＋③の一部）As treated 解析もある。

する"治療法 a"とこれまで長く使用されてきた薬剤 B を使用する"治療法 b"を「脳卒中の発生」で比較する場合には，intention to treat（ITT）解析が用いられます。これは，例えば治療法 a（A 群）に割り付けられた場合，その後たとえ薬剤 A の服用を中止したり，あるいは何らかの理由で薬剤 B を服用しても，あくまで A 群として解析する，ということです（図 25-1）。

筆者は，efficacy 評価と effectiveness 評価という表現を用いましたが，Schwartz ら[1]は explanatory trial と pragmatic trial という用語を使用してい

ます。前者はより生物学的な側面が強いため，血圧のように薬物への反応を定量的に評価できる生物学的なパラメータを使った厳密な「実験」に近く，後者はより現実的な状況，環境下における臨床試験と言えますから，ほぼ同じことを指すと考えてよいと思います。そして pragmatic trial では原則的に ITT 解析を用いるべきとされています。

　このような解析を行う意味は何でしょうか？　ランダム化比較試験（Randomized controlled trial：RCT）においてランダム化割り付けを行う理由の1つは恣意的な患者選択，すなわち選択バイアスの除去と比較可能性の保証にあるため，ランダム化された患者群は比較できますが，もしそこから何らかの患者を除外していけば比較可能性は必ずしも保証されないということです。

　また，effectiveness を評価する際や pragmatic trial を行う際に問われるのは，ある治療法を開始した患者の予後，あるいはその治療法の選択が適切と考えた患者の予後です。当然，その治療法を適切と考えて開始しても，治療が無効，アドヒアランスの問題，副作用や疾患自体の悪化により離脱することは現実の診療では多く見られます。そのような患者を含めた予後を評価するためには ITT 解析が必要なのです。

ITT 解析を用いる意味

■ Per protocol 解析の危険性

　もし ITT 解析を行わなかったら，どのような影響があるでしょうか？　表25-1 は ITT 解析の解説によく引用される研究で，狭心症患者をランダムに薬物治療と外科的治療に割り付け，予後（死亡率）を評価したものです[2]。ITT 解析では有意差がありませんが，割り付け，治療どおりに薬物治療を継続した群と外科的治療を行った群を比較すると（Per protocol 解析），外科的治療のほうが予後がよいように見えますね。

　しかしよく見ると，外科的治療に割り付けられた群で，結果的に外科的治療を受けていない患者の死亡率が高いことがわかります。つまり外科的治療がより適切と考えても結果的に状態が悪化して治療を受けられ

表 25-1　狭心症患者における薬物治療と外科的治療の比較

	割り付けられた治療				死亡率の差異 (95%CI) 外科的治療 vs 薬物治療
	薬物治療のみ	薬物治療⇒外科的治療	外科的治療のみ	外科的治療⇒薬物治療	
生存者数	296	48	353	20	—
死亡者数	27	2	15	6	—
死亡率	8.4%	4.0%	4.1%	23.1%	—
ITT 解析	7.8%（29/373)		5.3%（21/394）		2.4% (−1.0〜6.1%)
Per protocol 解析	8.4%（27/323）		4.1%（15/368）		4.3% (0.7〜8.2%)
As treated 解析	9.5%（33/349）		4.1%（17/418）		5.4% (1.9〜9.3%)

Hollis S, Campbell F：What is meant by intention to treat analysis? Survey of published randomized controlled trials. BMJ 319：670-674, 1999, Table 1 より改変

ない患者が存在するため，2つの治療方針間には予後に関して差がないということなのです。Per protocol 解析あるいは As treated 解析（表25-1）で外科的治療の予後がよい，ということは，もし状態のよい患者を選択すれば（すなわちランダム化をせず都合のよい患者を選択すれば）外科的治療のほうがよい，とも言い換えることができます。

Jolly ら[3]はすでに 1962 年に Per protocol 解析の危険性を報告しています。彼らは未熟児管理の際，低温（30℃）と常温（37℃）のインキュベーターに割り付けて予後を評価しました。研究の途中で研究者の1人が低温管理を継続できている群で死亡率が低いことに気づき試験を中止しようとしましたが，よく見ると，低温に割り付けられた患児の多くはそれを継続できず，死亡率も高かったため（状態のよい患児のみ継続），ITT 解析を行うとむしろ低温群の予後が悪いことがわかったのです。状態の悪化などで離脱する患者の理由を考えると，その治療を継続している患者は離脱した患者よりも予後がよい可能性がありますね。そしてその治療が（継続できれば）効果があるとすると，ITT 解析よりも Per protocol 解析のほうが，「治療効果が大きい」と出る可能性は高いと思います。

■ ROCKET-AF で生じた解析による結果の違い

Rivaroxaban Once Daily Oral Direct Factor Xa Inhibition Compared with Vitamin K Antagonism for Prevention of Stroke and Embolism Trial in Atrial Fibrillation（ROCKET-AF）[★1] は，約1万4,000人の心房細動患者を対象に行われたワルファリンと新薬リバーロキサバンの比較研究で，脳卒中および末梢の塞栓症が一次エンドポイントです[4]。この試験ではまず非劣性を確認することになっており，それは Per protocol 解析で行われました。非劣性の検討は，有効性に差があった場合に検出しやすい Per protocol 解析が用いられることが多いようです。

その後，優越性が検討されたのですが，Per protocol 解析と ITT 解析とで異なる結果が出ました。Per protocol 解析では，一次有効性エンドポイントの発生は，リバーロキサバン群が 1.70 イベント/100 人・年，ワルファリン群が 2.15 イベント/100 人・年で，リバーロキサバン群は 21% のリスク低下（$P=0.015$）でしたが，ITT 解析ではエンドポイント発生はそれぞれ 2.12，2.42 イベント/100 人・年で両群のイベントは増加し，11% リスク低下とリスク低下は小さくなり，有意差はありませんでした（$P=0.117$）。

この2つの解析から，優越性の解析では，ITT 解析を用いなければ（割り付け薬を服用しなくなった患者を解析から除外すると）過大評価になる可能性が示唆されます。つまりリバーロキサバンにしろ，ワルファリンにしろ，さまざまな理由で服用できない患者が発生し，そのような患者の予後は悪く，除外は解析結果に影響するということだと思います。

* * *

患者除外の影響，あるいは Per protocol 解析と ITT 解析の違いを解析した論文でも，患者除外や Per protocol 解析の使用により治療効果は ITT 解析よりも大きくなることが示唆されていますが[5]，必ずしもそうではない領域の試験もあるようです。いずれにせよ effectiveness 評価型研究，あるいは pragmatic trial では ITT 解析が基本だと思いますが，ITT 解析と記載されていても定義が異なる場合があるため，注意が必要です。

最近は最大の解析対象集団（Full analysis set：FAS）という用語が頻繁に用いられるようになりました。これは概念としてはITTと同じですが，一度も割り付けられた薬剤を服用しなかった患者や割り付け後のデータがとれなかった患者を除外した集団です。

　試験によっては有効性と安全性を別の集団で評価することがあります。有効性は基本的にITT（Full analysis set）ですが，安全性に関してはPer protocol解析が用いられることもあります。ただ，どのような解析でも患者が適切にフォローされ，治療法が安全で有効であれば一貫した結果が得られるはずです。ROCKET-AFでも，Per protocol解析の結果が過大評価の可能性はあるとは言え，結果の一貫性は読み取れます。

文 献

1) Schwartz D, Lellouch J：Explanatory and pragmatic attitudes in therapeutical trials. J Chronic Dis 20：637-648, 1967［PMID：4860352］
2) Hollis S, Campbell F：What is meant by intention to treat analysis? Survey of published randomized controlled trials. BMJ 319：670-674, 1999［PMID：10480822］
3) Jolly H, et al：A controlled study of the effect of temperature on premature babies. J Pediatr 60：889-894, 1962［PMID：14452190］
4) Patel MR, et al；ROCKET AF Investigators：Rivaroxaban versus warfarin in nonvalvular atrial fibrillation. N Engl J Med 365：883-891, 2011［PMID：21830957］
5) Nüesch E, et al：The effects of excluding patients from the analysis in randomised controlled trials：meta-epidemiological study. BMJ 339：b3244, 2009［doi：10.1136/bmj.b3244］［PMID：19736281］

★1 Rivaroxaban Once Daily Oral Direct Factor Xa Inhibition Compared with Vitamin K Antagonism for Prevention of Stroke and Embolism Trial in Atrial Fibrillation（ROCKET-AF）
【対象】14,264例。脳卒中リスクが中等度～高リスクの非弁膜症性心房細動患者。【デザイン】無作為割り付け，二重盲検，多施設，intention-to-treat解析。【介入】リバーロキサバン20 mg/日（7,131例）とワルファリン（7,133例）の2群に割り付け。目標INR 2.0～3.0。リバーロキサバン群のワルファリン群に対する非劣性が確認された場合には優越性も検証する。【アウトカム】一次：脳卒中（脳梗塞，脳出血）+全身性塞栓症の複合エンドポイント。【結果】試験は早期終了。脳卒中，全身性塞栓症抑制において，リバーロキサバンのワルファリンに対する非劣性が認められた。

第 7 章

サブグループ解析

26 サブグループ解析は患者への結果の適用をより可能にするか

　これまで，臨床試験のデザインの意義についてお話ししてきました。混沌とした診療の現場からより真実に近い結果を得るために，ランダム化割り付けによる交絡因子の影響を除去しバイアスの発生を少なくしたり，より客観性の高い評価項目を採用したり，intention to treat（ITT）解析を適用したりするなど，さまざまな工夫がなされています。

　しかし，どんなに内的妥当性（データの信頼性）を高めても，その結果を一般化できるかどうか（外的妥当性）は保証されないという側面もあります。そもそもいかに質の高い臨床試験であっても，明らかになるのは個人の結果ではなく，疾患を代表するとされる集団における結果なのです。

　試験の対象者が疾患を代表する集団かどうかも議論の分かれるところですが，薬剤，治療法への反応にしろ，エンドポイントとして評価するイベントリスクにしろ，患者や疾患が多様性に富む（均一ではない）ことは考慮されていません。すなわち，一人ひとりの患者に結果を当てはめることは簡単ではないのです。臨床試験は集団を対象にしますが，診療は個人に対して行うわけですから，個々の患者に試験の結果を当てはめることの困難さはもっと認識されるべきです。

　この問題の解決策を見出すことは容易ではありませんが，臨床試験ではランダム化された集団全体の比較に加え，年齢や性別，その他の患者背景によるサブグループ解析が行われることがあります。この解析に

よって，個々の患者への結果の適用がより可能になるのではないかと考える方がいるかもしれません．しかし，実はここにも大きな落とし穴があるのです．

サブグループ解析の目的は結果の一貫性の証明

　サブグループ解析の本来の目的は，「患者，疾患の多様性を克服し，個々の患者に結果を適用する」ことではありません．むしろそのような多様性を超えた結果の一貫性を示すことを目的にしています．

　図26-1 は，英国で実施されたシンバスタチンの医師主導型研究，Heart Protection Study（HPS）[★1] のサブグループ解析の結果です[1]．対象となったのは冠動脈疾患死亡のリスクが高いと推定された患者で，必ずしも高コレステロール血症ではありません．一次エンドポイントは「総死亡」ですが，「血管イベント」も subcategory analysis として含まれているようです．この研究でシンバスタチンはさまざまな背景を持つ冠動脈疾患ハイリスク患者の総死亡，血管死，心血管イベント（心筋梗塞，脳卒中，血行再建術）のリスクを減少させました．図26-1 に示すように，シンバスタチンによる心血管イベントの減少は，年齢，性，コレステロール値，高血圧の有無，心筋梗塞の既往，併用薬などのさまざまな患者背景の差に影響されず，一貫して認められました．したがって，患者がHPSにおける「ハイリスク」の定義に当てはまるのであれば，シンバスタチンによる血管イベントリスクの減少を，多様性を考慮することなく期待できることになります．

サブグループ解析の落とし穴

■ 正しく実施されないサブグループは案外多い

　このように，一貫性を示すことがサブグループ解析の目的なのですが，多くの論文においてサブグループ解析が正しく実施されていないことや，結果が適切に報告されていないことが指摘されています．もちろ

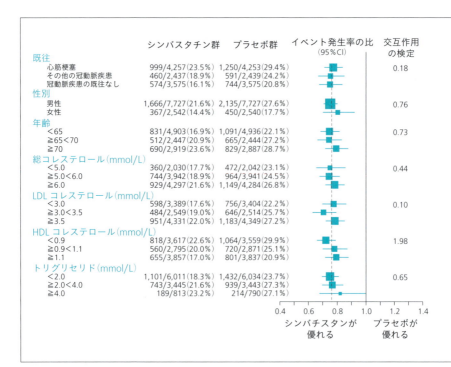

図 26-1 HPS におけるサブグループ解析
サブグループ解析により,冠動脈疾患の既往,コレステロール値,年齢,性などの違いを超えて一貫した効果が証明されている。

Heart Protection Study Collaborative Group:MRC/BHF Heart Protection Study of cholesterol lowering with simvastatin in 20,536 high-risk individuals:a randomised placebo-controlled trial. Lancet 360:7-22, 2002, Fig. 8 より改変

んある治療介入の効果が全体として証明され,さまざまな背景の違いを超えて効果の一貫性が証明されたのであれば問題にならないのですが,困るのは,「全体の解析では効果はなかったけれど,あるサブグループでは効果が認められた」あるいは「全体では効果があるけれど,ある背景を持つ患者では効果がなかった」などの場合でしょう。よく指摘されるのは,グループ化による検出力の低下(偽陰性が生じる)と,解析の繰り返しにより生じる偶然の"有意な"結果(偽陽性)です。

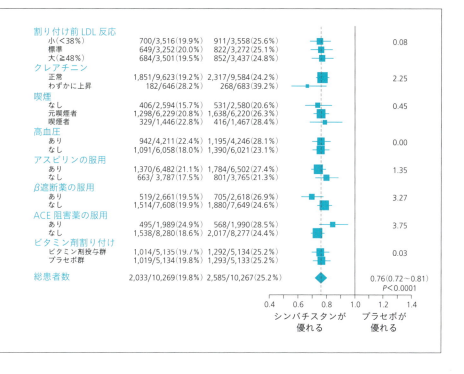

　そもそもサブグループ解析の対象となる集団は，正確にはランダム化割り付けをされた集団ではないため，比較することが保証されていません．患者数も当然少なくなりますから，検出力も十分ではありません．そのために，「全体では効果があってもある集団では効果がない」とみなされてしまうことが起こり得るのです．実際これまでにも，「女性ではアスピリンによる脳卒中二次予防はない」「女性では降圧による心血管イベントの減少は期待できない」などのサブグループ解析の結果が報告されてきましたが，いずれも後の研究で否定されています．確かに多くの動脈硬化性疾患発症のリスクには男女差があるため，サブグループ解析を実施する意義はあるのですが，女性はイベント数が少ない，参加した患者数が少ないなどの理由から，女性だけの解析では十分な検出力を有さない場合が多いのだと思います．

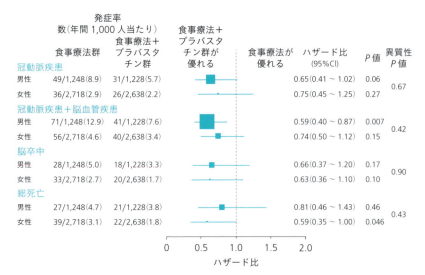

図 26-2　MEGA study における性差に関するサブグループ解析

多くのエンドポイントで女性のハザード比の信頼区間上限が 1 を超えているが，性差が交互作用を有するかどうかの解析では「交互作用なし」とされており，女性では無効とは言えない。しかし，絶対リスクの低下は明らかに女性で少ない（治療の効率が女性で明らかに劣ることを意味する）ため，量的な交互作用が存在すると言える。

Mizuno K, et al；MEGA Study Group：Usefulness of pravastatin in primary prevention of cardiovascular events in women：analysis of the Management of Elevated Cholesterol in the Primary Prevention Group of Adult Japanese（MEGA study）. Circulation 117：494-502, 2008, Fig. 2 より改変

■ MEGA study におけるサブグループ解析

図 26-2 は，日本人脂質異常症患者におけるプラバスタチンと食事療法の比較試験，Management of Elevated Cholesterol in the. Primary Prevention Group of Adult Japanese（MEGA study）（9 頁）のサブグループ解析です[2]。信頼区間を見ると，女性は「冠動脈疾患（一次エンドポイント）」「冠動脈疾患および脳血管疾患」でいずれもハザード比の信頼区間の上限が 1 を超えているので，プラバスタチンは「効果なし」とみなされるかもしれません。しかし，サブグループ解析においてそのように解釈するのは誤りです。ハザード比はそれぞれ 0.75，0.74 ですから，これは検出力の不足（冠動脈イベントが少ない）で信頼区間が広いと考えるべきです。

異質性に関する解析の結果，すなわち性差が結果と交互作用を有する

かどうかの検定では,「交互作用なし」との結果が得られていますから,全体の解析で統計学的に有意なプラバスタチンの効果が証明されているなら,男女問わず有効である,と言えます。ただし,ここで効率が男女でまったく異なることを読み落としてはなりません。年間 1,000 人当たりの数で見ると,女性での冠動脈疾患発生減少はわずか 0.7(男性は 3.2)であり,予防の効率においてはるかに劣ることを読み取るべきです。つまり質的な相互作用はないが,量的な相互作用はあるということですね。

文 献

1) Heart Protection Study Collaborative Group：MRC/BHF Heart Protection Study of cholesterol lowering with simvastatin in 20,536 high-risk individuals：a randomised placebo-controlled trial. Lancet 360：7-22, 2002［PMID：12114036］
2) Mizuno K, et al；MEGA Study Group：Usefulness of pravastatin in primary prevention of cardiovascular events in women：analysis of the Management of Elevated Cholesterol in the Primary Prevention Group of Adult Japanese（MEGA study）. Circulation 117：494-502, 2008［PMID：18172039］

★ 1　Heart Protection Study（HPS）
【対象】20,536 例。40〜80 歳。冠動脈疾患による死亡の高リスク患者(冠動脈疾患,非冠動脈性閉塞疾患,糖尿病,高血圧)。総コレステロール≧135 mg/dL。【デザイン】無作為割り付け,プラセボ対照,2×2 factorial,多施設,intention-to-treat 解析。【介入】シンバスタチン 40 mg/日（10,269 例）,プラセボ（10,267 例）の 2 群に割り付け。【アウトカム】一次：死亡率,すべての心血管イベント,悪性腫瘍およびその他の主要な合併症。【結果】総死亡,冠動脈疾患による死亡,主要な心血管イベントの発生率がシンバスタチン群で有意に低下した。

27 サブグループ解析の結果はあくまで探索的なもの

サブグループ解析は本来探索的なもの

　前項「26　サブグループ解析は患者への結果の適用をより可能にするか」で述べたように，サブグループ解析の目的は，「どのような患者で有効か？」という問いに答えるためではなく，むしろ多様性を超えた効果の一貫性を証明することにあります。グループ化により解析対象患者数や主要評価項目の発症数が減ることになり，検出力の低下を招き，信頼区間が広くなり，ある背景を持つ患者では一見効果がない，という解析結果が導かれてしまうこともありますが，交互作用が証明されない以上，それを効果なし，とは読んではいけません。

　一方で，全体の解析では効果なしとされても，さまざまなサブグループ解析を繰り返せば，偶然あるグループで効果ありという結果が出ることがあります。よく引用されるのは，International Studies of Infarct Survival（ISIS）において星座別の解析を行ったところ，全体では明らかな効果があったが，天秤座と双子座の患者はアスピリンの効果がないという結果になったという例です（表27-1）[1]。これを信じる医師はいないと思いますが，サブグループ解析での結果はあくまで探索的なものであり，たとえ病態生理学的に理解できる結果でも患者への適用に際しては慎重であるべきで，効果があるとされたサブグループを対象とした新

表27-1 ISISにおける星座別のサブグループ解析（血管死の発生）

	アスピリン	プラセボ	P値
天秤座または双子座	11.1%	10.2%	0.5
他の星座	9.0%	12.1%	<0.0001
すべての星座	9.4%	11.8%	<0.0001

ISIS-2 (Second International Study of Infarct Survival) Collaborative Group : Randomised trial of intravenous streptokinase, oral aspirin, both, or neither among 17,187 cases of suspected acute myocardial infarction : ISIS-2. Lancet 2 : 349-360, 1988 より改変

たな研究の結果を待つべきだと思います。

例えば，心不全患者を対象としたアムロジピンとプラセボの比較試験である Prospective Randomized Amlodipine Survival Evaluation（PRAISE）I [★1] では，サブグループ解析の結果，アムロジピンが非虚血性心不全で予後を改善すると報告されましたが，非虚血性心不全患者のみを対象としたPRAISE II では，効果なしと結論づけられています。やはり "fun to look at-but don't believe them"（Professor Peter Sleight）の場合が多いようです[2]。しかし，まったく意義がないわけではありません。

サブグループ解析のもう1つの存在意義

■ ゲフィチニブをめぐる臨床試験

ゲフィチニブは，進行性非小細胞肺がんを対象とした IRESSA Survival Evaluation in Lung cancer（ISEL）[★2] において，プラセボと比較して生存期間を有意に延長させることはできませんでした。しかし図27-1に示すように，サブグループ解析ではアジア人，非喫煙者の患者においては生存期間の延長が認められるという結果になりました[3]。これだけでは，さまざまなグループで解析すると偶然差が出るグループがある，という解釈もできます。

しかし，第II相試験において日本人では白人と比較して良好な結果が得られていたことや，その後のアジア人の非喫煙者で治療歴のない進行非小細胞肺がん患者を対象とした IRESSA Pan-Asia Study（IPASS）[★3] で，

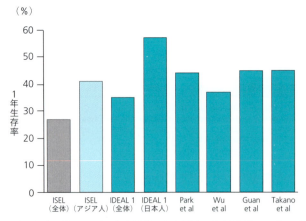

図 27-1　ISEL とその他のアジア人を対象にした研究におけるゲフィチニブを投与された患者の生存期間に関するサブグループ解析
アジア人での良好な奏効率と生存期間の延長が認められる。
Chang A, et al：Gefitinib（IRESSA）in patients of Asian origin with refractory advanced non-small cell lung cancer：subset analysis from the ISEL study. J Thorac Oncol 1：847-855, 2006, Fig. 4 より改変

　ゲフィチニブはカルボプラチンとパクリタキセルの併用化学療法群と比較し，無増悪生存期間を延長することが報告されていることから[4]，サブグループ解析の結果はそのグループを対象とした新たな試験により，正しいことが裏づけられたのです。
　さらに，がん細胞の上皮成長因子受容体（epidermal growth factor receptor：EGFR）遺伝子が変異を有する場合に腫瘍縮小効果が大きく，予後も改善することが証明されました[5]。結局，非喫煙者，アジア人で効果が認められることと，がん細胞の *EGFR* 遺伝子変異による腫瘍縮小効果，予後の差異は関連があることも示唆され，サブグループ解析およびゲノム薬理学研究からエビデンスに基づいた患者選択の道筋をつけることができたわけですね。
　ゲフィチニブの場合は，①毒性が強いので，より有効な患者を選択する必要があること，すなわちサブグループ解析の必要性が高いこと，②真のアウトカム（生存期間）とサロゲートマーカー（奏効率）において矛盾しない結果が得られていること，③複数の試験における一貫した結

果が出ていること，④分子標的薬であり，ターゲット（EGFR）がはっきりしていることで一種のサブグループ解析であるゲノム薬理学研究を進めやすいこと，⑤遺伝子変異と腫瘍縮小効果の関連についての基礎的な（実験的な）検討を行うことが可能であり，ゲノム薬理学研究の科学的正当性が十分にあったこと，などが理由です．すなわちサブグループ解析のもう1つの存在意義は，毒性の強い薬剤など患者選択の必要性が非常に高い場合に，その結果に基づいて科学的な正当性を検討する研究とともに，投与すべきと示唆される患者を対象とした試験を推進する根拠となることかもしれません．

同様に，EGFR拮抗薬であるパニツムマブやセツキシマブは，転移性結腸，直腸がん患者においてがん細胞の*KRAS*遺伝子に変異がある場合，予後の改善が望めないことが報告されており，そのような患者では使用すべきでないとされています[6]．ただし最近の報告では，ある種の*KRAS*遺伝子変異を持つ転移性結腸，直腸がん患者では効果が期待できる可能性が示唆されており，今後この領域において，サブグループそのものの妥当性に関して多くの遺伝子変異と予後の関連解析が必要になるかもしれません．

■ サブグループ解析を適切に解釈する

遺伝子の解析が進み，患者や疾患の多様性を克服する手段として，近年ゲノム薬理学研究が進められています．確かに，がん遺伝子（体細胞系列遺伝子）の変異と分子標的薬治療における患者選択は最も成功した領域であり，本稿の趣旨からは成功したサブグループ解析と言えます．しかし，遺伝子と言えども極言すればマーカーの1つであり，やはり通常のサブグループ解析と同様の注意が必要ですね．科学的な正当性とともにさまざまな研究を通しての一貫性，再現性のある結果というキーワードがここでも有効です．

つまるところ，サブグループ解析をどのように読むか，というよりも，患者選択や用量設定，副作用や有効性の予測に関して本当にサブグループへの分類が必要かどうかの議論が必要です．ある種の薬剤（脂質

異常症薬,降圧薬など）は,むしろより広範囲の患者で効果の一貫性を求められますし,前述したがんの分子標的薬治療においては患者選択,あるいは危険性の予測によるリスクの最小化が望まれます。前者は試行錯誤が許される場合が多く,後者はある種の決断が必要な場合,とも言い換えられるかもしれません。

　最後に,サブグループ解析を読む際の一般的な注意点をまとめておきます。①有意差よりも交互作用［「26　サブグループ解析は患者への結果の適用をより可能にするか」（198頁）参照］の有無を優先する,②サブグループ解析を事前に定めてあったか,事後に恣意的に行ったかを確認する,③解析の回数,繰り返し検定による偽陽性の可能性と補正の有無を見る,などです。必要性も含め,これらに関して必要な情報を詳細に記述した論文は少なく,New England Journal of Medicineですら2005〜2006年の論文中,半数以上がサブグループ解析に関する記述が不適切とされています[7]。

文献

1) ISIS-2 (Second International Study of Infarct Survival) Collaborative Group. Randomised trial of intravenous streptokinase, oral aspirin, both, or neither among 17,187 cases of suspected acute myocardial infarction：ISIS-2. Lancet 2：349-360, 1988 ［PMID：2899772］
2) Sleight P：Debate：Subgroup analyses in clinical trials：fun to look at - but don't believe them! Curr Control Trials Cardiovasc Med 1：25-27, 2000 ［PMID：11714402］
3) Chang A, et al：Gefitinib (IRESSA) in patients of Asian origin with refractory advanced non-small cell lung cancer：subset analysis from the ISEL study. J Thorac Oncol 1：847-855, 2006 ［PMID：17409969］
4) Mok TS, et al：Gefitinib or carboplatin-paclitaxel in pulmonary adenocarcinoma. N Engl J Med 361：947-957, 2009 ［PMID：19692680］
5) Lynch TJ, et al：Activating mutations in the epidermal growth factor receptor underlying responsiveness of non-small-cell lung cancer to gefitinib. N Engl J Med 350：2129-2139, 2004 ［PMID：15118073］
6) Allegra CJ, et al：American Society of Clinical Oncology provisional clinical opinion：testing for KRAS gene mutations in patients with metastatic colorectal carcinoma to predict response to anti-epidermal growth factor receptor monoclonal antibody therapy. J Clin Oncol 27：2091-2096, 2009 ［PMID：19188670］
7) Wang R, et al：Statistics in medicine—reporting of subgroup analyses in clinical trials. N Engl J Med 357：2189-2194, 2007 ［PMID：18032770］

★ 1　Prospective Randomized Amlodipine Survival Evaluation（PRAISE）Ⅰ
【対象】1,153 例。平均年齢 65 歳。NYHA ⅢB またはⅣ，左室駆出率 30％ 未満。【デザイン】無作為割り付け，プラセボ対照，二重盲検。【介入】アムロジピン 5～10 mg/日（571 例），プラセボ（582 例）に割り付け。【アウトカム】一次：総死亡，主要心血管イベントによる入院。【結果】一次：イベント発生リスクはアムロジピン群のほうが 9％ 低下したが，有意ではなかった。また，総死亡もアムロジピン群のほうが 16％ 低下したが有意ではなかった。

★ 2　IRESSA Survival Evaluation in Lung cancer（ISEL）
【対象】1,692 例。1～2 レジメンの化学療法歴のある再発または進行非小細胞肺がん患者。【デザイン】無作為割り付け，プラセボ対照，二重盲検。【介入】ゲフィチニブ 250 mg/日（1,129 例），プラセボ（562 例）の 2 群に割り付け。【アウトカム】一次：全生存期間。二次：治療変更までの期間，抗腫瘍効果，QOL，臨床症状，安全性。【結果】腫瘍縮小効果では統計学的に有意差が認められたが，生存期間の延長には認められなかった。サブグループ解析として行われたアジア人，喫煙者では生存期間の延長が認められた。

★ 3　IRESSA Pan-Asia Study（IPASS）
【対象】1,217 例。化学療法未施行，非喫煙者（生涯喫煙 100 本以下）もしくは軽度過去喫煙者（10 pack year 以下の喫煙後 15 年以上喫煙），performance status（PS）0～2 で臨床病期ⅢB もしくはⅣの肺腺がんの患者。【デザイン】無作為割り付け。【介入】ゲフィチニブ（250 mg/日，609 例），カルボプラチン（AUC＝5 or 6）＋パクリタキセル（200 mg/m^2）併用療法（3 週間ごと 6 サイクルまで）（608 例）の 2 群に割り付け。【アウトカム】一次：無増悪生存期間。二次：全生存率，奏効率，QOL，肺がん関連症状，安全性および忍容性。【結果】一次：ゲフィチニブ群の優越性が示された（$P<0.001$）が，治療開始から約 6 か月の時点で両治療群の生存曲線が交差していることから，治療反応性の異なる患者が混在している可能性が示唆された。全生存率は両群間で有意差を認めなかった。

終章

論文における不適切な記述

28 結果と結論は必ずしも一致していない――臨床研究論文におけるSPIN

　臨床試験とは，背景，病態の多様な患者を対象とし，研究デザインを工夫してバイアスやランダムエラーを最小限にしつつ，いわば確率論的な見地から正答を見出そうとする研究手法です．したがって，これまで述べてきたような弱点はたくさんあります．

　しかし，臨床試験で解決しなければならない診療上の問題はまだまだ多いのです．完璧にデザインされた研究を実施することは不可能であることを踏まえ，トレードオフを重ねる必要はありますが，真実に近づくためには今後も不可欠な研究手法だと思います．

臨床試験におけるSPIN

　臨床試験の最も重要な部分はまずsensibleなクリニカルクエスチョンであり，それに基づいた研究仮説を適切なデザインで検証することになります．そして，研究結果でその仮説が証明されたのか，そうではないのかが明瞭に記載されなければなりません．ところが，これが必ずしも適切に行われていないことが最近報告されています．特に最も重要な一次エンドポイントに有意差がみられなかった論文において，適切でない記述（SPIN）が多いのです[★1]．

　表28-1は，2006年12月に発表され，2007年3月までにPubMedに収載されたランダム化比較試験（Randomized controlled trial：RCT）のうち，

表 28-1 一次エンドポイントに有意差が認められなかった臨床試験論文における SPIN

	抄録中	本文中
●「結果」での SPIN	27 (37.5%)	21 (29.2%)
・群間ではなく群内(前後など)を強調	8 (11.1)	10 (13.9)
・有意差の生じた二次エンドポイントを強調	3 (4.2)	0
・サブグループ解析で有意差が生じた項目を強調	6 (8.3)	4 (5.6)
・有意差のある別の集団を設定して記載	1 (1.4)	1 (1.4)
●「考察」での SPIN	0	31 (43.1)
・優越性試験であるのに同等性試験のごとく記載	0	6 (8.3)
・有意差の生じた二次エンドポイントを強調	0	3 (4.2)
・サブグループ解析で有意差が生じた項目を強調	0	4 (5.6)
・前後比較での改善など群内比較の結果を強調	0	9 (12.5)
●「結論」での SPIN	42 (58.3)	36 (50.0)
・優越性試験であるのに同等性を強調	10 (13.9)	6 (8.3)
・一次エンドポイント以外で有意差が出た結果を強調	6 (8.3)	4 (5.6)

Boutron I, et al : Reporting and interpretation of randomized controlled trials with statistically nonsignificant results for primary outcomes. JAMA 303 : 2058-2064, 2010. Table 2 より改変

一次エンドポイントで統計学的な有意差が認められなかった（優越性試験で試験治療が対照治療よりも優れているという結果が得られなかった）研究の論文において，結果，考察，結論が適切に結果を反映しているかどうかを調査した結果です[1]。要約すると，①二次エンドポイントで差が生じたことを強調する，②あるサブグループ解析に限って一次エンドポイントで差が生じたことを強調，あるいは差がないことをいつの間にか効果が同等だとすり替える，③群間比較なのに治療群の前後比較で効果を主張する，④危険性について言及していない，などが頻繁に認められます。

動脈硬化性疾患をめぐる臨床試験では，「心筋梗塞」や「脳卒中」「死亡」などのはっきりしたエンドポイント（これらが一次エンドポイントとなることが多い）で差がつきにくいため，二次エンドポイントやサブグループ解析の結果を強調するなど，焦点のすり替えも行われているようです。やはりリサーチクエスチョンは客観性の高い一次エンドポイントに反映されますし，研究計画はそこをはっきり評価するために作成されていますから，結果を明確に記載し，解釈して考察すべきですね。

二次エンドポイントの結果はある意味で探索的なもので，強調することで読者をミスリードする危険性があります。もちろん一次エンドポイントで有効性が証明されたとき，二次エンドポイントについてもその結果を支持する結果であれば，有効性についてはより推奨しやすいものになるかもしれません。サブグループ解析に関しても，全体の結果を支持する一貫性のあるものであれば患者に適用しやすいですね。

　逆に一次エンドポイントで有効性が証明されなかったときにたまたま有意差が生じたサブグループ解析の結果は強調すべきではありませんし，二次エンドポイントのみで有効性を示唆する結果が出た場合も注意が必要です。試験の途中で一次エンドポイント，特に複合エンドポイントの構成が変わったりした場合は，その理由ともともとのエンドポイントの結果を合わせて評価する必要があります。

　論文を読む際には，一次エンドポイントの結果のみを読んで差がなければ，どちらの治療法でも大差はないと考えてよいと思います。考察の部分は読まないほうが賢明かもしれません。最近では大きな学会で臨床試験の結果が報告されると，インターネット配信などで提灯持ちのような記事が掲載されることがあります。たいてい「一次エンドポイントでは差がなかったが，××では差があった」などと記載されています。まさに SPIN の記事ですね。

国内第Ⅲ相試験における SPIN

　「6　臨床試験の患者は，あなたの外来の患者と同じ？」ですでに述べたように，治験は「医薬品の臨床試験の実施の基準に関する省令」（Good Clinical Practice：GCP）を遵守して行われ，プロトコルそのものも議論され，そういう意味では結果の信頼性や結果に基づいた承認には問題は少ないと思います。循環器領域では国際共同試験で第Ⅲ相試験が行われ，その試験で非劣性や優越性が得られている場合，日本では症例数の少ない，安全性を確認するための第Ⅲ相試験で問題がなければ承認されることがあります。

表28-2 ROCKET AF と J-ROCKET AF はそもそも目的が異なる研究

	ROCKET AF	J ROCKET AF
目的	有効性，安全性	安全性
デザイン	二重盲検RCT	二重盲検RCT
一次エンドポイント	脳卒中と全身塞栓症（有効性） 臨床的に問題となる出血（安全性） 非劣性および優越性	臨床的に問題となる出血（安全性，非劣性）
患者数	7,133/7,131	1,280
有効性一次エンドポイント結果	リバーロキサバン：269 ワルファリン：306 ハザード比＝0.88，$P=0.12$（ITT）	リバーロキサバン：11 ワルファリン：22 ハザード比＝0.49，$P=0.05$
虚血性脳卒中結果	リバーロキサバン：149（2.1%） ワルファリン：161（2.3%） ハザード比＝0.98，$P=0.581$	リバーロキサバン：7（1%） ワルファリン：17（3%） ハザード比＝0.40，$P=0.04$

　直接経口抗凝固薬（direct oral anticoagulants：DOACs）の1つであるリバーロキサバンも日本人では用量が異なるため国内第Ⅲ相試験 Japanese Rivaroxaban Once Daily Oral Direct Factor Xa Inhibition Compared with Vitamin K Antagonism for Prevention of Stroke and Embolism Trial in Atrial Fibrillation（J-ROCKET AF）が行われました[2]。この試験は表28-2に示すように，症例数の少なさから，有効性においてワルファリンとの非劣性や優越性を評価できる試験ではなく，あくまで安全性（重篤な出血および重篤ではないが，臨床的に問題となる出血）の問題がないこと（非劣性）を確認する試験でした。

　この論文中に"The primary objective was to determine non-inferiority of rivaroxaban against warfarin for the principal safety outcome of major and non-major clinically relevant bleeding."という記載があります。しかし論文の著者らはあらかじめ定められていたエンドポイントであることを理由に，少数発生した「脳卒中および全身塞栓症」（ワルファリン群22例，リバーロキサバン群11例）の減少は国際共同試験と同じ結果であったと"Discussion"に記述しています[2]。しかし実は表28-2に示すように国際共同試験では十分な症例数でありながら脳梗塞のリスク低下は認められて

おらず，一致するとは言えません。すなわち「20　その有意差は『Random high』かもしれない」(162頁)で述べたような偶然の結果による過大評価であることを否定できません。企業による薬剤のウェブサイトでも麗々しく宣伝されていますが，これらは不適切な SPIN と言えます。

たとえ有効性は証明されても

　たとえある試験において，一次エンドポイントで有効性が証明されたとしても，その結果の推奨には他に注意すべき点があります。治療介入の試験の場合，有効性と並んで安全性が重要であることは論を俟ちませんが，その解釈については慎重にならなければなりません。

　「6　臨床試験の患者は，あなたの外来の患者と同じ？」で紹介した，積極的な血圧降下が高血圧患者の予後を改善すると報告した Systolic Blood Pressure Intervention Trial（SPRINT）(51頁)でも，確かに明らかな一次エンドポイント（「心血管死亡」「急性冠症候群」「脳卒中」「心不全」）の発症リスク低下の一方で，重篤な低血圧や失神，急性腎不全のリスクが増すことが報告されています。治療介入の有効性の効率を表す指標の 1 つに Number needed to treat（NNT）があります [★2]。SPRINT では一次エンドポイントに関して試験期間に 63 名の患者を積極的に降圧すれば 1 人のイベント発症を減らすことができるようですが，Number needed to harm（NNH）を計算してみるとなんと急性腎不全は NNT と同じです（表28-3）。すなわち試験期間に 63 名の患者を積極的に降圧すれば 1 人のイベント発症を減らしますが，急性腎不全発症が 1 名増えることになります。しかし 75 歳以上では NNT は 31 で急性腎不全の NNH はやはり 63 ですから有効性が上回る可能性があります。この論文は特定の薬剤の臨床試験ではありませんし，ことさら有効性が強調されすぎていることはありませんが，治療介入の論文は基本的に有効性の効率（NNT）とともに安全性（副作用）についても NNH を算出してみて評価すべきです。

　最近の糖尿病薬の臨床試験を見ると，一部の dipeptidyl peptidase

表 28-3　SPRINT における積極的降圧に伴う有害事象

	積極的降圧	標準的降圧	ハザード比	P 値	NNH
重篤な有害事象	38.3	37.1	1.04	0.25	83
低血圧	2.4	1.7	1.67	0.001	142
失神	2.3	1.7	1.33	0.05	167
徐脈	1.9	1.6	1.19	0.28	333
電解質異常	3.1	2.3	1.35	0.02	125
転倒	2.2	2.3	0.95	0.71	
急性腎不全	4.1	2.5	1.66	<0.001	63
検査値異常					
低 Na	3.8	2.1	1.76	<0.001	59
低 K	2.4	1.6	1.5	0.006	125
高 K	3.8	3.7	1	0.97	1,000
起立性低血圧	16.6	18.3	0.88	0.01	

一次エンドポイント：NNT 63（試験期間）

(DPP)-4 阻害薬の心不全発症リスク，膵炎発症リスクはこの薬剤の心血管イベントリスク低下作用が証明されていない以上，注意すべきですし，sodium glucose cotransporter（SGLT）-2 阻害薬では性器感染症の問題があります．本来これらの薬剤使用を推奨するにはこのような有害事象リスクをどのように最小化するかについて提言と検証が必要だと思います．以前，ピオグリタゾンの膀胱がん発症リスク増加が問題になり，フランスでは新規に処方できなくなりましたが，これらの発症リスクはそれよりもずっと高いのです．

　また，カナグリフロジンの Canagliflozin Cardiovascular Assessment Study（CANVAS）Program（153 頁）で認められた下肢切断リスクの上昇はそんなに悠長には構えていられないでしょう[3]．二次とは言え time to event を測定するエンドポイントとして評価され（図 28-1），リスクの増大が証明されています．なぜか現時点では日本の添付文書には記載されていませんが（米国，欧州では記載されています），これを日本人では少ないから問題ないとか（年間 5,000 例を少ないとする根拠は明らかではありません），一次エンドポイントで有効性が証明されたから競合リスクの結果だからだと

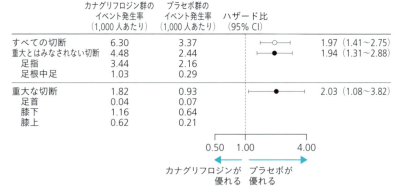

図28-1　カナグリフロジンによる下肢切断リスクの増加
Neal B, et al：CANVAS Program Collaborative Group：Canagliflozin and Cardiovascular and Renal Events in Type 2 Diabetes. N Engl J Med 377：644-657, 2017, Supplementary Appendix, Fig. S5 より改変

か，クラスエフェクト（class effect；SGLT 2 阻害薬に共通する副作用リスク）の可能性が強いとか，軽視しようとするのはまさに SPIN と言えます。

再び DOACs の話題ですが，最近安定した動脈硬化性疾患の患者を対象とした「リバーロキサバン＋アスピリン併用」と「アスピリン単独」を比較する Cardiovascular Outcomes for People Using Anticoagulation Strategies（COMPASS）[★3] の結果が報告されています[4]。これは第 5 章で述べた早期終了した研究で，それによる問題点もありますが，問題は有効性と安全性のバランスについての記載です。

一次エンドポイントである「心血管イベント」は併用群 4.1％，アスピリン単独群 5.4％ と 24％ のリスク減少が認められますが，「重篤な出血（major bleeding）」は併用群 3.1％，アスピリン単独群 1.9％ と 70％ リスクが上昇します。論文の abstract はこの記載だけです。しかし，論文中にネットクリニカルベネフィット（net clinical benefit）なるアウトカムが出現し，これには重篤な出血ではなく，頻度の低い致死的な出血・重要な臓器への出血（併用群 0.9％，アスピリン単独群 0.6％）を足し算して有効性を強調，危険性を過小評価しているように見えます（表 28-4）。これも

表 28-4　COMPASS における有効性と安全性

	リバーロキサバン ＋アスピリン	アスピリン
一次心血管イベント	4.1%	5.4%
重篤な出血	3.1%	1.9%
致死的あるいは重要な臓器への出血	0.9%	0.6%
ネットクリニカルベネフィット	4.7%	5.9%

SPIN で，抗凝固作用はいくばくかの心血管イベントを減少させることができるが出血リスクの増大という対価を払わざるを得ない，という当たり前のことが報告されただけです．

重要な結果は「付録」と別の論文に？

Liraglutide Effect and Action in Diabetes：Evaluation of Cardiovascular Outcome Results（LEADER）（139 頁）では，リラグルチドが心血管ハイリスクの 2 型糖尿病患者で心血管イベントを減少させたと報告されています[5]．この試験は前述したようにプラセボ群の血糖値を下げる努力がされたとは思えず，これだけでも問題ですし，このことが本論文中では言及されておらず，そもそも「付録」である supplement 中にしかデータがありません（図 28-2）．最近このような重要なデータを本論文中に記載せず「付録」に入れる傾向があるようですが，これも立派な SPIN です．この結果から米国の添付文書の INDICATION And USAGE に "to reduce the risk of major adverse cardiovascular events in adults with type 2 diabetes mellitus and established cardiovascular disease" と追記されました[6]．これも血糖値を無視した論文から派生した SPIN ですが，Food and Drug Administration（FDA）がこれでは心許ないですね．

また，「心血管イベント抑制薬」としたら，同時期に報告されたリラグルチドの心不全患者における臨床試験 Functional Impact of GLP-1 for

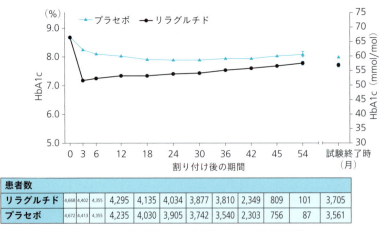

図 28-2　LEADER における割り付けから試験終了までの推定平均値
Marso SP, et al；LEADER Trial Investigators：Liraglutide and Cardiovascular Outcomes in Type 2 Diabetes. N Engl J Med 375：311-322, 2016, Supplementary Appendix, Fig. S5 より一部引用

Heart Failure Treatment（FIGHT）[★4] の内容が気になります[7]。FIGHT は糖尿病を含む心不全患者にリラグルチドを投与した，比較的小規模（n＝300）の第Ⅱ相試験に相当しますが，リラグルチドは心不全患者の予後を改善しませんでした。もともと糖尿病薬であることからサブグループである糖尿病患者での有効性・安全性が気になりますが，有意差は得られていないものの死亡および入院リスクが増大する可能性があるようです［HR＝1.54（95% CI：0.97〜2.46），log-rank P＝0.07］（図 28-3）。またしても付録に入っているさまざまなアウトカムを用いた探索的な解析でも一貫してリラグルチドのリスクは高いようです。これでは少なくとも心不全を合併した患者においては心血管イベント抑制薬とは言えないと思います。

a 糖尿病を有する患者

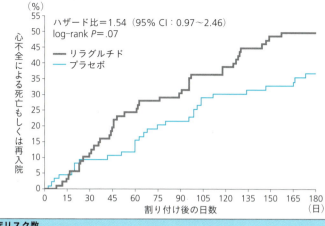

b 糖尿病を有しない患者

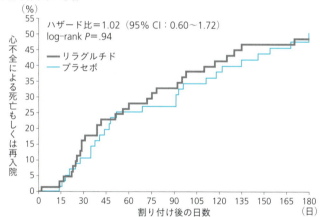

図 28-3　FIGHT における心不全による死亡または入院

Margulies KB, et al；NHLBI Heart Failure Clinical Research Network：Effects of liraglutide on clinical stability among patients with advanced heart failure and reduced ejection fraction：a randomized clinical trial. JAMA 316：500-508, 2016, Fig. 3 より改変

文献

1) Boutron I, et al：Reporting and interpretation of randomized controlled trials with statistically non-significant results for primary outcomes. JAMA 303：2058-2064, 2010 ［PMID：20501928］
2) Hori M, et al；J-ROCKET AF study investigators：Rivaroxaban vs. warfarin in Japanese patients with atrial fibrillation-the J-ROCKET AF study. Circ J 76：2104-2111, 2012 ［PMID：22664783］
3) Neal B, et al；CANVAS Program Collaborative Group：Canagliflozin and Cardiovascular and Renal Events in Type 2 Diabetes. N Engl J Med 377：644-657, 2017 ［PMID：28605608］
4) Eikelboom JW；COMPASS Investigators：Rivaroxaban with or without Aspirin in Stable Cardiovascular Disease. N Engl J Med 377：1319-1330, 2017 ［PMID：28844192］
5) Marso SP, et al；LEADER Trial Investigators：Liraglutide and Cardiovascular Outcomes in Type 2 Diabetes. N Engl J Med 375：311-322, 2016 ［PMID：27295427］
6) https://www.accessdata.fda.gov/drugsatfda_docs/label/2017/022341s027lbl.pdf（2018 年 2 月 4 日閲覧）
7) Margulies KB, et al；NHLBI Heart Failure Clinical Research Network：Effects of liraglutide on clinical stability among patients with advanced heart failure and reduced ejection fraction：a randomized clinical trial. JAMA 316：500-508, 2016 ［PMID：27483064］

★1　SPIN
　　SPIN とは，結果を適切に反映せず，情報を都合のよいように解釈して記載することを指す。

★2　Number needed to treat
　　Number needed to treat（NNT）は絶対リスク減少の逆数。心筋梗塞の発症が薬剤 A で年間 0.8％，プラセボで 1％ としたとき，NNT は 100/(1−0.8)＝500 で，1 年間に 500 例 A で治療すれば 1 例の心筋梗塞を減らすことができる。しかし，心筋梗塞の発症が薬剤 A で年間 8％，プラセボで 10％ のとき，NNT は 100/(10−8)＝50 で，1 年間に 50 例 A で治療すれば 1 例の心筋梗塞を減らすことができる。どちらも相対リスク低下は 20％ であるが効果も費用も異なる。
　　※Number needed to harm（NNH）は有害事象の絶対リスク増加の逆数で，有効性に関してではなく有害事象が対象。
　　例）1 年間に XX 例 A で治療すれば 1 例の有害事象が増加。

★3　Cardiovascular Outcomes for People Using Anticoagulation Strategies（COMPASS）
　　【対象】27,395 例。冠動脈疾患，末梢動脈疾患，あるいはその合併患者。【デザイン】無作為割り付け，二重盲検，3×2 factorial，多施設，intention-to-treat 解析。【介入】冠動脈バイパス術後 4～14 日例を除き run-in 後，リバーロキサバン 2.5 mg×2 回/日 ＋アスピリン 100 mg/日（9,152 例），リバーロキサバン 5 mg×2 回/日（9,117 例），アスピリン 100 mg/日（9,126 例）の 3 群に割り付け。【アウトカム】有効性：心血管死亡，脳卒中，心筋梗塞の複合エンドポイント。安全性：大出血。【結果】早期終了。有効性：リバーロキサバン＋アスピリン群がアスピリン群より有意に少なかった。リバーロキサバン群はアスピリン群と比較し有効性は認められなかった。安全性：リバーロキサバン＋アスピリン群，リバーロキサバン群は，大出血がアスピリン群より有意に多かった。

★ 4　Functional Impact of GLP-1 for Heart Failure Treatment（FIGHT）
【対象】300例。最近入院歴のある左室駆出率が低下した心不全患者。【デザイン】第Ⅱ相試験。無作為割り付け，二重盲検。【介入】リラグルチド（154例），プラセボ（146例）の2群に割り付け。【アウトカム】一次：心不全による死亡，心不全による再入院，および研究開始から180日までのN末端プロ脳性ナトリウム利尿ペプチドの時間平均比例変化。二次：一次の構成要素，心構造および心機能，6分間歩行距離，QOL，複合事象。【結果】心不全による死亡，再入院，副次的エンドポイントにおいて，両群間に差はなかった。糖尿病患者でのサブグループ解析では，両群に差は認められなかった。

終わりに

　本書は連載終了後に書籍化する予定だったのが，私自身のだらしなさが原因で延び延びになっていたのです．本当に辛抱強く待っていただいた医学書院の前野みさきさんに感謝いたします．連載の話を持ってきていただいたマッシーこと池田正行先生，また学会などで会うたびに書籍のことを言ってくれた慶應義塾大学循環器内科の香坂俊先生にも感謝です．そして琉球大学医学部臨床薬理学での医科学研究に参加してくれた医学部の学生や大学院医学研究科臨床薬理学および臨床研究教育管理学講座のスタッフの皆様，SNSで取り上げてくださった日本医療福祉生協連合会家庭医療学開発センターの藤沼康樹先生，大学院での講義の機会を与えていただいた名古屋大学の安藤雄一教授，臨床研究のトレーニングプログラムに来ていただいている東京慈恵会医科大学の松島雅人教授，兵庫医科大学の森本剛教授，武蔵国分寺公園クリニックの名郷直樹先生，記事の内容を褒めてくださった東北大学の山口拓洋教授に感謝いたします．彼らや彼女たちのコメントや励ましの言葉がなければいまだに逃げ回っていたかもしれません．

　最後に私の人生を変えたと言える故石崎高志先生の『臨床薬理学レクチャー』を出版した医学書院からこのような本を出せることは本当に嬉しいです．彼の謦咳に接することができたことで，私も研究者として何とか仕事を続けられているような気がします．

2018年3月

植田真一郎

索引

欧文

A
ACCORD……**28**, 35, 58
ACE 阻害薬，HOPE……56
ACTION……**101**, 103
ALLHAT……**5**, 58
allocation concealment……106
ARIC Study……**23**, 24
ARISTOTLE-J……**73**, 75
ASCOT-BPLA……**127**, 131
―― の早期終了……177
ASCOT-LLA……**128**, 132
―― の早期終了……174

C
Ca 拮抗薬の RCT
　――，ACTION……100
　――，CAMELOT……100
　――，PREVENT……100
CAMELOT……103
CANVAS……**153**, 154, 217
CANVAS-R……153
CAPPP……**122**, 126
CAPRIE……**13**, 16
CARDS……**176**, 180
　―― の早期終了……176
CASE-J……**58**, 65
CHARM……**163**, 167
　―― の中間解析……164
CHARM-Added……**187**, 190
COMPASS……**218**, 222
CONSORT（Consolidated Standards of Reporting Trials）声明……106

D
DIME study……133
DOACs……68

DPP-4 阻害薬……135

E
EBM の 5 つのステップ……67
effectiveness……116, 137
　―― と efficacy の違い……116
efficacy……30
　―― と effectiveness の違い……116
efficacy 評価……113
EMPA-REG OUTCOME
　……**80**, 84, 139
EMPHASIS-HF……**185**, 189
　―― のエンドポイント……186
　―― の早期終了……186
　―― の問題点……187

F
FAS：Full analysis set……196
FDA：Food and Drug Administration
　……39, 59
　―― のガイダンス……139
FIGHT……**220**, 223
FOURIER……**55**, 64

G
GCP：Good Clinical Practice
　……52, **55**, 156, 157, 181

H
HOPE……64
HPS……**199**, 203
　―― のサブグループ解析……200
HYVET……**46**, 53
　―― の患者背景……48

I
IDNT……**137**, 143
IMPROVE-IT……**14**, 16
INSIGHT……**57**, 65
intensity……134
IPASS……**205**, 209

ISEL……**205**, 209
ISIS の星座別の解析……204
ITT（intention to treat）解析……192
　――と Per protocol 解析……192

J
JIKEI HEART STUDY……**86**, 92, 106
　――のエンドポイント……87
J-ROCKET AF……215
JUPITER……**159**, 161, 183
　――の早期終了……168
　――の中間解析……169

K
KLIS……**122**, 125

L
Lan-DeMets 法，SPRINT……179
LCZ696，PARADIGM-HF……33
LEADER……**139**, 143
LIFE……**129**, 132

M
MEGA study……**9**, 16
　――と WOSCOPS の PECO の比較
　　……11
　――のサブグループ解析……202
MRC……**29**, 35, 57, 123, 128
MRC AML 12……**182**, 184

N
NICE（National Institute for
　Health and Clinical Excellence）
　recommendation……177
NICS-EH……**109**, 110
NNH：Number needed to harm……216
NNT：Number needed to treat
　……15, **216**, 222
Nurses' Health Study……25
　――の精度……27

O
Oates らによる観察研究，高血圧
　……48, 53
O'Brien-Fleming 検定……169, 179

P
PARADIGM-HF……**33**, 35

PCSK9……82
PECO：Patient, Exposure, Comparison,
　Outcome……10
Per protocol 解析……191
　――と ITT 解析……192
　――の危険性……194
Peto 検定……**159**, 175
PETRO……69
PICO：Patients, Intervention, Comparison,
　Outcome……10
Placebo run-in period……33
PRAISE I……**205**, 209
PREVENT……104
PROBE 法……**101**, 104, 105
PROLOGUE……**135**, 142

R
RALES……**30**, 35, 37
Random high……165
　――，イベント数……171
　――による過大評価……171
RCT：Randomized controlled trial
　……18, 20
　――と前向きコホート研究の違い
　　……20
Regression to the truth……165
RENAAL……**137**, 142
Rimonabant 臨床試験の早期終了
　……162
ROCKET-AF……**195**, 196
　――と J-ROCKET AF……215

S
SAVOR-TIMI……**59**, 66
SHEP……**50**, 53
SOLVD Treatment Trial……**187**, 190
SPIN の例……213
SPRINT……**51**, 53, 58, 80, 124, 216
　――の除外基準……51
　――の選択基準……51
　――の早期終了……179
STOP-2……**122**, 126

T
TECMS……**59**, 66
Translational research……42

U
UKPDS……**27**, 34, 54

V
VA……64
Val-HeFT……**94**, 98
VALUE……**58**, 65, 90, 138

W
Women's Health Initiative……**25**, 34
WOSCOPS……**9**, 16, 55
　――と MEGA study の PECO の比較
　　　　……11

和文

あ
アスピリン，CAPRIE……13
アテノロール，ASCOT……127
アテノロール，LIFE……129
アトルバスタチン，ASCOT-LLA
　　　　……128
アトルバスタチン，CARDS……176
アピキサバン，ARISTOTLE-J……74
アピキサバン，静脈血栓塞栓症……73
アムロジピン
　――，ALLHAT……5
　――，ASCOT……127
　――，IDNT……137
　――，PRAISE……205
　――，VALUE……91
安全性……30

い
イルベサルタン，IDNT……137
インダパミド，HYVET……47
医師主導型臨床研究……121
医薬品の臨床試験の実施の基準に関す
　る省令……**55**, 181
一次エンドポイント，VALUE……91
一般化可能性……46

う・え
上乗せ試験のピットフォール……134
エゼチミブ，IMPROVE-IT……14
エドキサバン，非弁膜症性心房細動
　　　　……72
エナラプリル，PARADIGM-HF……33
エプレレノン，EMPHASIS-HF……185
エンドポイント
　――，Val-HeFT……96
　――の違い……81
　――の判定基準……100
エンパグリフロジン，EMPA-REG
　OUTCOME……88
英国のガイドライン……177

お
オープン試験の問題点……133
主な高血圧臨床試験
　――，ALLHAT……57
　――，ASCOT……57
　――，CASE-J……58
　――，INSIGHT……57
　――，MRC……57
　――，SPRINT……57
　――，VALUE……57

か・き
カナグリフロジン，CANVAS……153
カプトプリル，CAPPP……122
カプランマイヤー曲線……9
カンデサルタン，CHARM……163
下肢切断のリスク，CANVAS……217
外的妥当性……46
冠動脈疾患，MEGA study……11
冠動脈疾患，WOSCOPS……11
冠動脈疾患死，ASCOT-LLA……128
患者背景，HYVET の……48
観察研究……18
　――，β 遮断薬の使用率を上昇させた
　　　　……38
観察研究の弱点……21
急性骨髄性白血病，MRC AML 12
　　　　……182

く

クロピドグレル, CAPRIE……13
クロルタリドン, ALLHAT……5
偶然の有意な結果……200

け

ゲフィチニブ, IPASS……205
ゲフィチニブ, ISEL……205
血糖値, UKPDS……27
結果の過大評価……168, 176, 179, 182
　——の信頼性……30, 46
検出力の低下……200
検出力の不足……201, 202

こ

コホート研究……18
誇張のための短縮……7
抗アルドステロン薬, EMPHASIS-HF
　……186
効果の一貫性……208
高カリウム血症, RALES……31
後期臨床試験, 早期臨床試験……68
高血圧……46
　——, HYVET……46
　——, Oates らによる観察研究……48
　——, SPRINT……51
　——, VA……54

さ

サブグループ解析
　——の意義……207
　——の注意点……208
　——の目的……199, 204
細小血管障害, UKPDS……27
最大の解析対象集団……196

し

シタグリプチン, PROLOUGE……135
シャム手技……114
シンバスタチン, HPS……199
シンバスタチン, IMPROVE-IT……13
重症心不全, RALES……30
症例数の設定……56
症例対照研究……18
心筋梗塞, Nurses' Health Study……25

心筋梗塞, Women's Health Initiative
　……25
心血管イベント
　——, CAPRIE……13
　——, DPP4 阻害薬……59
　——, GLP アナログ……60
　——, HPS……199
　——, IMPROVE-IT……14
　——, JUPITER……159
　——, SGLT 2 阻害薬……60
　——, サキサグリプチン……59
　——, シタグリプチン……59
心不全, EMPHASIS-HF……185
心不全, PRAISE……205
真実への回帰……165
真の安全性……42
真のエンドポイント……79
腎機能, ALLHAT……6

す

スウェーデン, 前向きコホート研究
　……22
ストレプトマイシン……123
　——, MRC……120, 123
スピロノラクトン, RALES……30

せ・そ

"選択された" 患者……46
早期終了試験……54
　——の特徴……170
早期終了の目的……157
早期終了の理由……156
早期臨床試験, 後期臨床試験……68

た

ダビガトラン, PETRO……69
大血管障害, UKPDS……27
代替のエンドポイント……79

ち

治験における医薬品の臨床試験の基準
　……52
治験の流れと役割……145
直接経口抗凝固薬……68

と

トリクロルメチアジド，NICS-EH ……109
糖尿病，CANVAS ……153
糖尿病の非劣性試験 ……151
糖尿病薬と他の薬剤の比較 ……136
糖尿病薬の非劣性マージン ……149
特定臨床研究 ……104
独立データモニタリング委員会 ……156, 164
　── の見識 ……182

な・に

内的妥当性 ……46
ニカルジピン，NICS-EH ……109
二重盲検法 ……102, 108
　── の問題 ……112

は

バルサルタン，Val-HeFT ……96
バルサルタン，VALUE ……91

ひ

非小細胞肺がん，IPASS ……205
非致死性心筋梗塞，ASCOT-LLA ……128
非弁膜症性心房細動，PETRO ……69
非劣性 ……141
非劣性試験
　──，優越性試験との違い ……147
　── の条件 ……147
　── の正当性 ……150
非劣性マージン，信頼区間と ……148
非劣性マージン，糖尿病薬の ……149
被験者の保護，早期終了 ……157

ふ

プラバスタチン，MEGA study ……9
プラバスタチン，WOSCOPS ……9
複合エンドポイント ……12, **81**, 85
　── のピットフォール ……93

へ・ほ

ヘルシンキ宣言 ……156
ペリンドプリル，HYVET ……47
米国食品医薬品局 ……39, 59, 139
ホルモン補充療法 ……25

ま

前向きコホート研究とRCTの違い ……20
末期腎疾患，ALLHAT ……3
慢性腎臓病，複合エンドポイント ……88

め・も

メタ解析の弱点 ……56
モニタリング ……104

ゆ

有意な結果，偶然の ……200
有効性の効率 ……216

ら

ランダム化比較試験 ……18
ランダム化割り付けの難しさ ……121

り

リシノプリル，ALLHAT ……5
リバーロキサバン
　──，COMPASS ……218
　──，J-ROCKET AF ……215
　──，ROCKET-AF ……195
　──，深部静脈血栓症 ……70
リラグルチド，FIGHT ……220
リラグルチド，LEADER ……219
臨床研究に関する規制 ……55
臨床研究の役割 ……41
臨床研究法 ……181

ろ

ロサルタン，LIFE ……129
ロサルタン，RENAAL ……137
ロスバスタチン，JUPITER ……159

わ

ワルファリン，ROCKET-AF ……195
割り付けの隠匿 ……106